18kg落とした私が作る
食べやせレシピ

チル

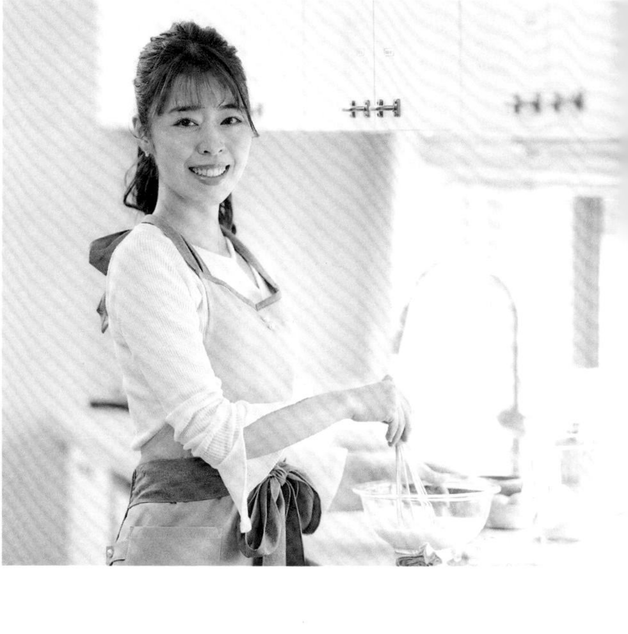

主婦と生活社

To Eat♥

おいしく食べて
キレイになろう！

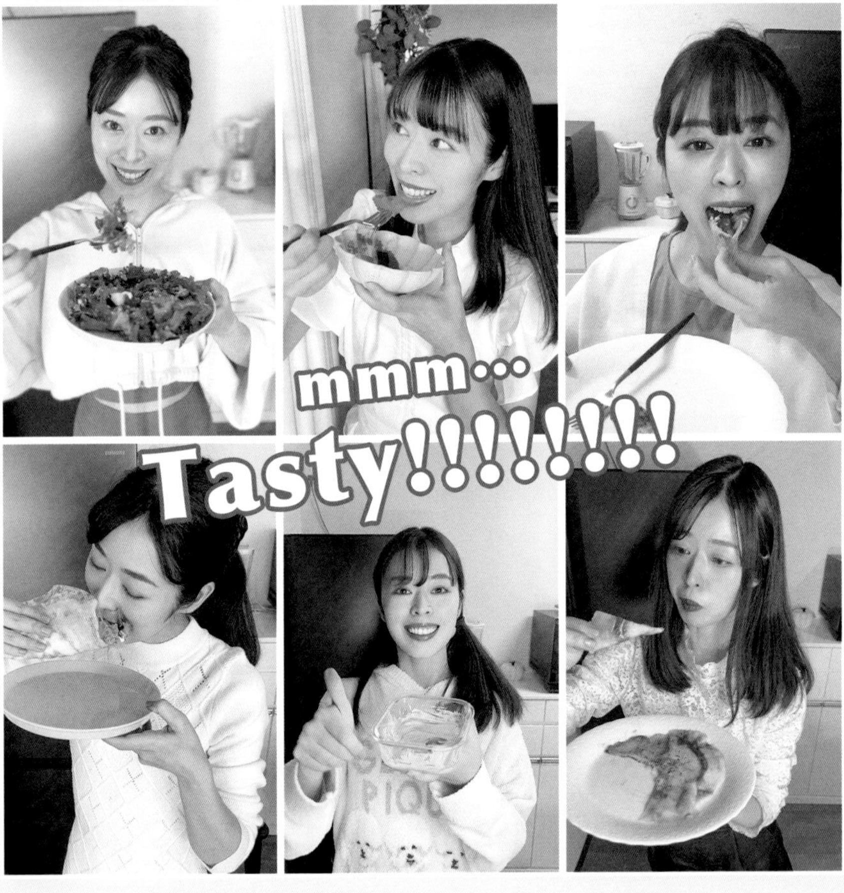

I Love

はじめまして
食べること大好き
インスタグラマーの
チルです

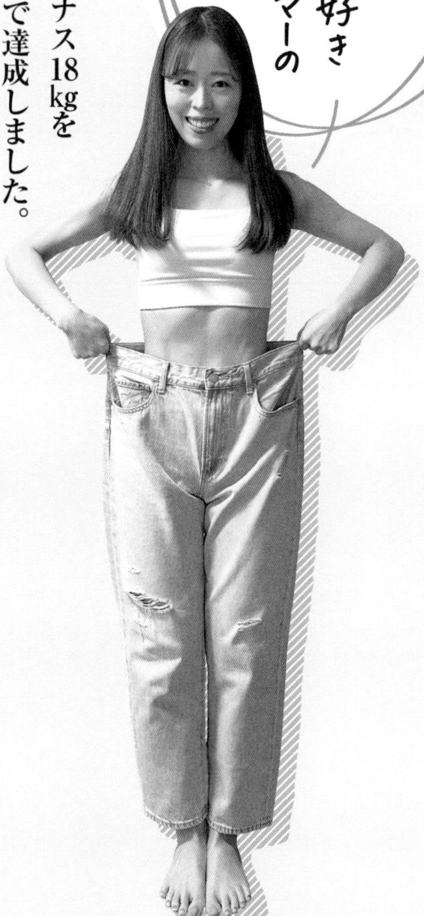

私は目標だったマイナス18kgを
産後から1年3か月で達成しました。
その喜びをたくさんの方と共感したくてSNSをスタート。
さらに本書ではコツをギュッと詰め込んでお伝えします。

何歳になっても／子どもがいても／忙しくても／
ごはんをおいしく食べても／運動が苦手でも／スイーツが大好きでも

いつからでも、なりたい自分になれる！

チル's ヒストリー

1年3か月で −18kg!

産後63kg→現在35歳、45kg（身長159㎝）。33歳にして人生マックス体重をたたき出し、まさに重い腰を上げて始めたダイエット。30代だってやればできる！

Before

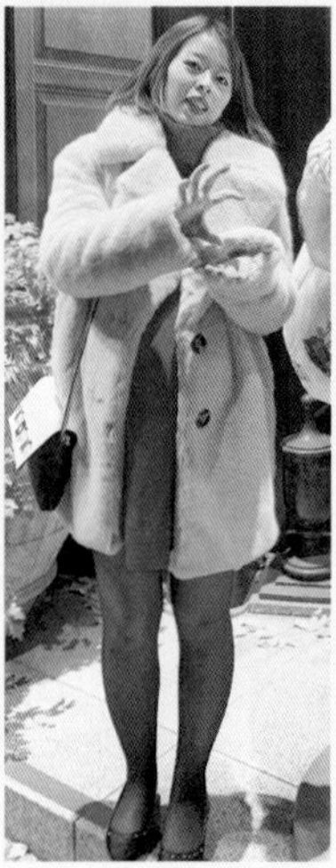

63kg

下半身太りがマックスだったころ。顔もあごを引くと二重あごに……。太った自分を直視できず、当時の写真はあまり残っていない。

鏡に映った自分を見るのが辛かった…

出産後

全身ゆるゆるでお腹ポッコリ!

52kg

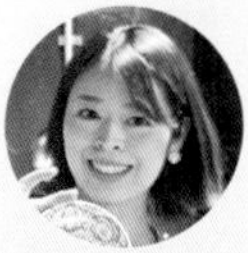

顔はいつもむくみがとれず、フェイスラインもまん丸。肌荒れに悩まされることも多かった。

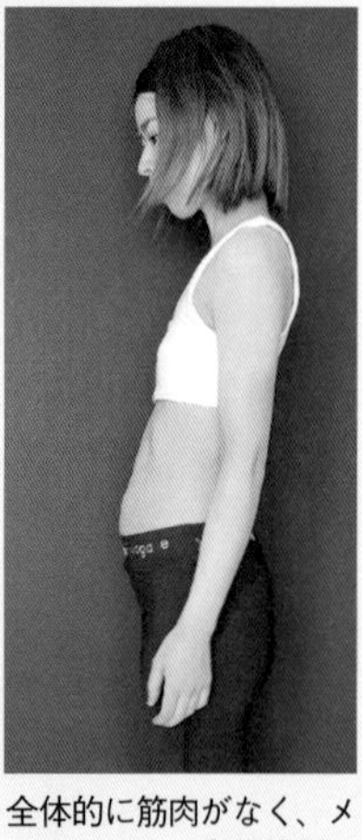

全体的に筋肉がなく、メリハリのない産後体型。お腹がポッコリ出ているせいで重心が崩れ、姿勢が悪く、反り腰に。

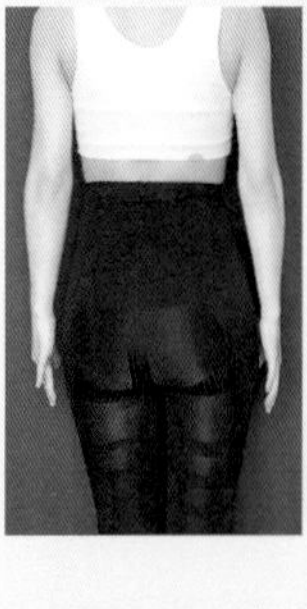

腰から太ももにかけてむっちりと脂肪がつき、むくんでいたため、スキニーパンツが入らなかった。

After

ムダな脂肪やむくみがスッキリ！

45kg

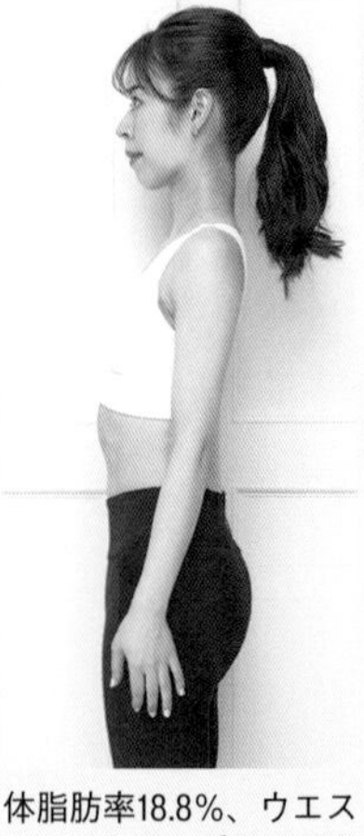

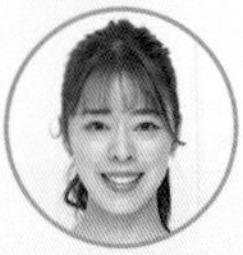

むくみがとれ、フェイスラインがシャープに。肌にハリが出て、目元がよりパッチリ！

体脂肪率18.8%、ウエスト57㎝をキープ中。下腹がスッキリ引き締まり、姿勢もよくなり、若く見られるように。

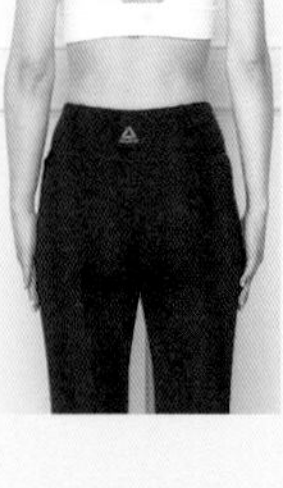

ヒップラインがキュッと上がり、脂肪が全体的に落ちた。太ももも、ひと回りサイズダウン。

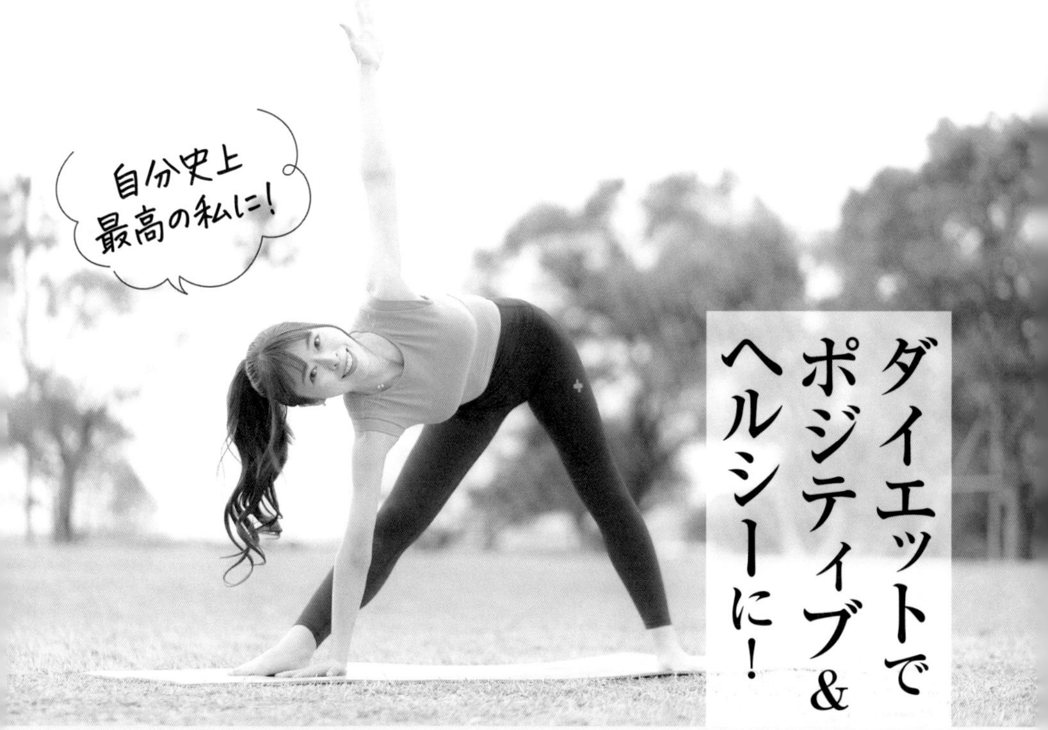

ダイエットでポジティブ＆ヘルシーに！

やせてよかったと思うのは、なんといっても自分を好きになれたこと！　いつも身体を隠してばかりだった私が、ダイエットをSNSで発信するなかで「〝誰か〞らしくじゃない、私らしく」と、心から思えるようになりました。さらに、きちんと食べて楽しく動いている今は、フィジカルもメンタルも私史上いちばん調子がいいと実感しています。

20年間、数々のダイエットとリバウンドを繰り返し、たどり着いた答えは「私のベストを見つければいい！　ダイエットって楽しくて簡単！」。

本書を手に取ってくださったみなさんも気軽にチル式食事ダイエットを試してもらえたらうれしいです。

チル式ダイエットで写真が怖くなくなった！

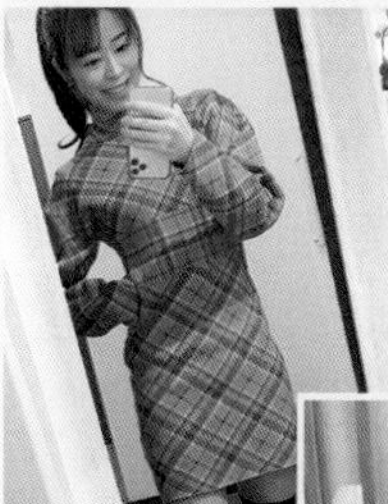

自信をもって好きな服が着られる喜び☺　おしゃれが楽しくなります。

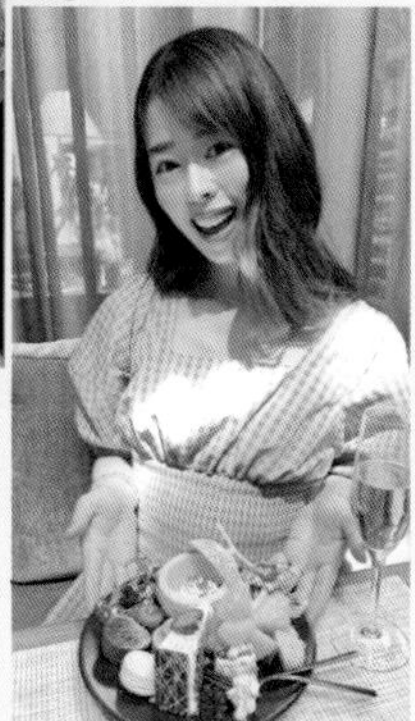

誕生日の乾杯やケーキも罪悪感を感じることなく堪能できるように♥

今日からスタート！

チル式ダイエット基本8か条

「食べてやせる」、「楽しく続ける」がモットー。
始めるにあたって心掛けたい8つのポイントをまずはチェック。
難しいことはいっさいナシ。さっそく今日からスタートしましょう！

1 食べる！ 食べる！ 食べる！

いちばんダメなのが無茶な食事制限。リバウンドの原因となるほか、肌荒れや便秘など〝負のスパイラル〟に陥ります。正しい知識を身につけて三食きちんととることこそ、内側から輝くメリハリボディの第一歩です。

2 特別な運動は不要！

ジムに通うのも、マラソンをするのもいいけれど、負担に感じたら続きません。大切なのは「こまめに身体を動かす」こと。家事をしながら簡単な筋トレをする、通勤時は1駅手前で下車して歩くなどを習慣化しましょう。

3 7時間睡眠は死守

睡眠中はダイエットや美容に大きく影響するホルモンが分泌されるため、睡眠不足は代謝の妨げになるといわれています。ぐっすり眠ると食欲が抑えられるとも。寝る前はスマホを触らないようにして睡眠の質もアップ！

4 目標設定は〝半歩先〟

高みを目指したくなるのがダイエットですが、小さな達成の積み重ねが成功のカギ。「11号の服を7号に！」と息巻いていると挫折も早く訪れるので、「ウエスト3㎝ダウン」など、〝半歩先〟くらいの目標からスタートして。

5 深呼吸&リラックス

呼吸が浅いと循環が悪く、代謝も落ちるので太りやすくなるそうです。実際、イライラしているときなどに深呼吸するとリラックスし、ストレスによる食欲もスッと収まるので、意識的に大きく呼吸をするのが吉。

6 入浴は毎日

毎日湯船に浸かって代謝をアップしつつ、リンパマッサージでむくみを撃退するのが日課。翌朝のすっきり感はもちろん、睡眠の質もアップ。めんどうな日もあるけれど、継続は力なり！ 習慣化して体をいたわりましょう。

ストレスフリーで
リバウンド知らず!

7 生活リズムを整える

正しい食事に睡眠、入浴や宅トレなどを実践するうえで大切なのが、24時間のタイムテーブル。イレギュラーな予定が入ることはあるけれど、夜更かしをクセにするなど、生活リズムが乱れないように心がけて。

8 今の自分をほめる!

「私なんて」と思っているとダイエットのモチベーションは上がりません。「今の私は頑張っててえらい!」と肯定することで、「さらにキレイになろう」という明日の努力につながります。

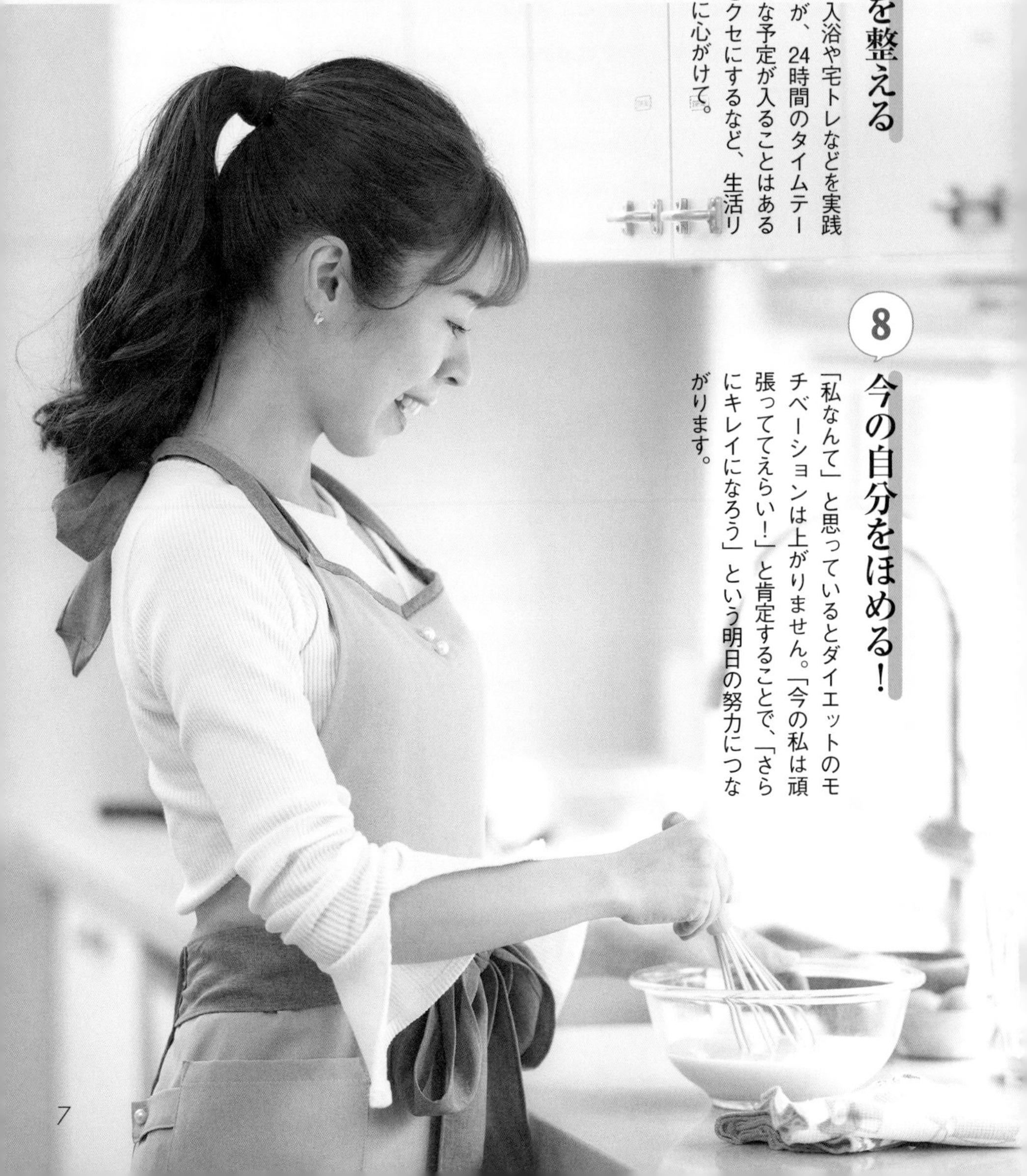

CONTENTS

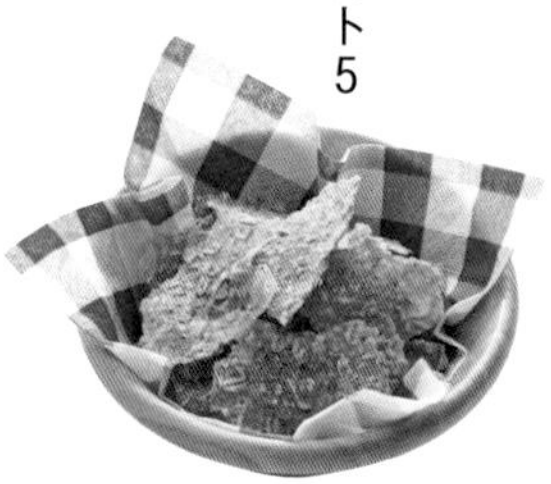

PART 4

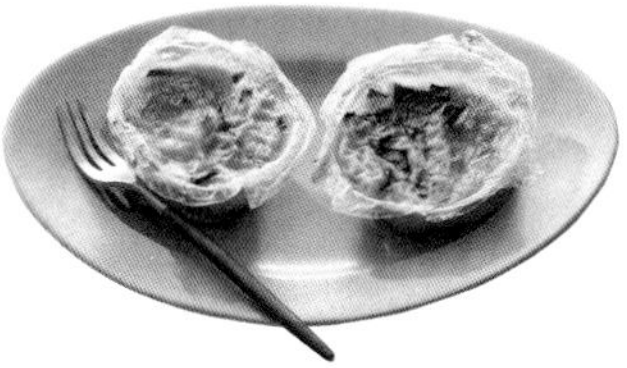

PART 5

PART 6

Column

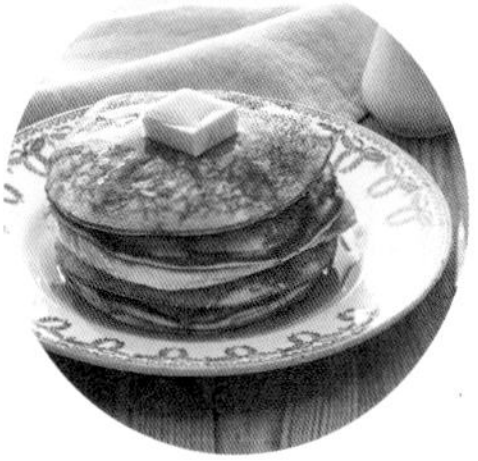

本書の使い方

豆乳はいつでも無調整が基本

大豆生まれの豆乳。飲みやすく味を調えた調製豆乳もあるけれど、砂糖など副材料を含むので無調整タイプをセレクトして。オーツミルクやアーモンドミルクを使う場合も、砂糖不使用タイプがベターです。

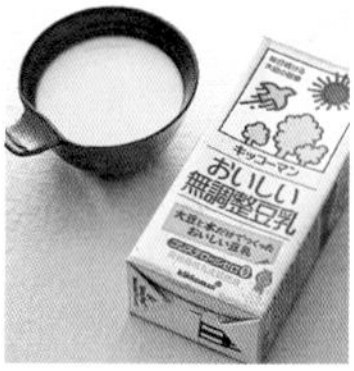

甘味は白砂糖を避けて

精製した白い砂糖は腸内環境にマイナスな悪玉菌のエサになるといわれています。今回は糖質＆カロリーオフの天然甘味料「ラカントS」をメインに使用※。はちみつ、てんさい糖やきび糖などもおすすめです。

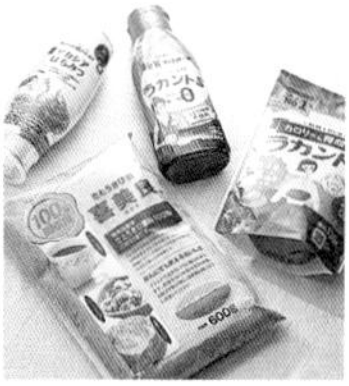

質のいい油を選んで！

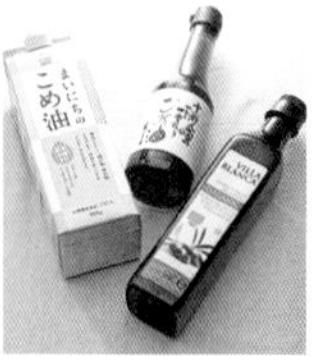

炒め物や揚げ焼きなどに欠かせない油。脂質は体に必要な栄養素ですが、質のいい油脂をとるように心がけたいところ。私は米油、オリーブ油、ごま油などを調理に、アマニ油などをドレッシングなどに活用しています。

天然塩のミネラルもいただく

精製されたナトリウム100％の塩は、海水塩や岩塩などに本来含まれているミネラル分をろ過したもの。昔ながらの製法で作られた天然塩は体にやさしいといわれていて、味もマイルドなので気に入ってます。

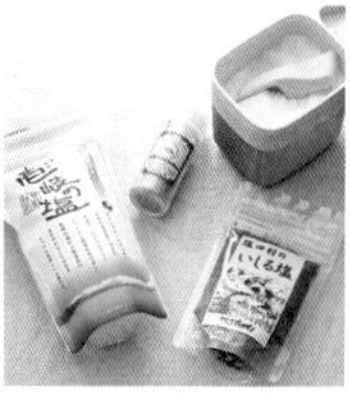

●この本で使用している計量カップは１カップ＝200㎖、計量スプーンは大さじ１＝15㎖、小さじ１＝５㎖です。１㎖＝１ccです。●電子レンジの調理時間は600Wのものです。700Wの場合は約0.8倍、500Wの場合は約1.2倍にしてください。●調理器具は各メーカーの使用説明書などをよくお読みのうえ、正しくお使いください。●野菜や果物は特に表示のない限り、よく洗って皮をむき、水けを拭き取ってから使っています。●はちみつが入っている場合は、１歳未満の乳児には与えないでください。●栄養価計算には「適量」の材料は含んでいますが「適宜」は除いています。

※ラカントの栄養成分表示では、炭水化物・糖質99.8ｇ(100ｇあたり)とありますが、これはエリスリトールによるものです。エリスリトールは体内で吸収されずにそのほとんどが尿として排出されるため、今回、カロリー・糖質はすべて０としています。

PART 1

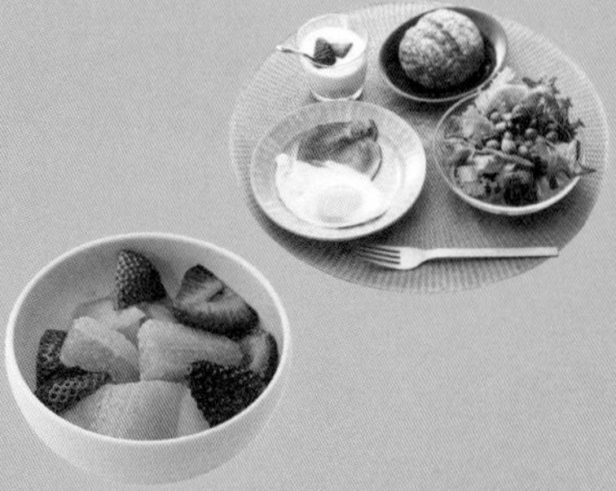

18kgやせた私の食べルール

ダイエット中でも食欲を我慢するのではなく
しっかり食べる！
とはいっても、ダイエット前と同じ食事スタイルや
生活サイクルではやせられません。
チル式ダイエットは、食べ方をチェンジして
ムリなくヘルシーを目指します。
では、具体的にどのように
食生活を変えていくのがいいのか？
大切なポイントをピックアップして
解説していきます。

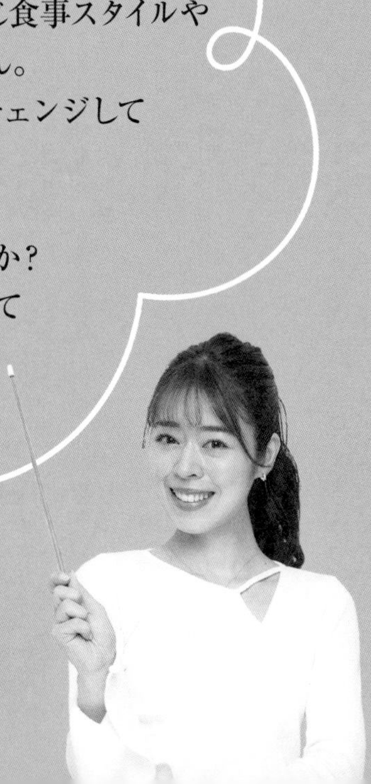

ダイエットは食事8割、運動1割、モチベ1割

最初にとりかかるべきは、**腸内環境を整えること**。ダイエットのスタート時は、ただこれだけにフルコミットしましょう。便通が改善すると腸が元気になり、代謝や免疫力もアップし、やせやすい体質に。こうして「やせる土台」が整えば、「ダイエットしているのに太る」という現象が改善されます。具体的な腸内環境の改善方法は、14ページをご参照ください。

土台が整ったら、日々の食事のバランスと時間の見直しをしましょう。とはいえ忙しい毎日、厳密にダイエットメニューを組むのは難しいですよね。そこで私が実践する、成人女性の場合の簡単な献立の組み立て方法をご紹介します。

❶手のひらサイズのタンパク質
❷握りこぶしサイズの炭水化物
❸野菜たっぷりの汁物かサラダを両手いっぱい分
❹発酵食品

これを1食あたりの目安にし、朝食でとれなかったらおやつで補う、昼食でとり過ぎたら夕食は減らすというように、一日のなかで帳尻が合えばザックリでOK。例えばコンビニで済ませるときも、ゆで卵と納豆巻き、カップみそ汁を選ぶことはできそうですよね。

もうひとつ、夕食は遅くても20時までに済ませることも重要。毎日12〜14時間、胃腸を休ませると、代謝アップにつながります。翌朝は空腹になっているので、しっかり朝食がとれ、排便もスムーズに。この〝やせサイクル〟が回り出せば、ダイエットは成功したも同然！　食事の見直しに注力しつつ、なるべく歩く&動く習慣をつけるとベターです。

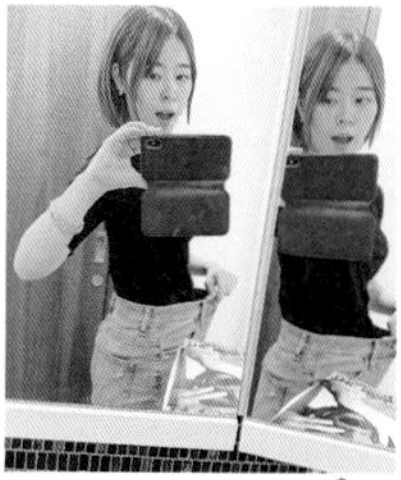

産後、体重マックス期のジーパンがゆるくなってきたころ。

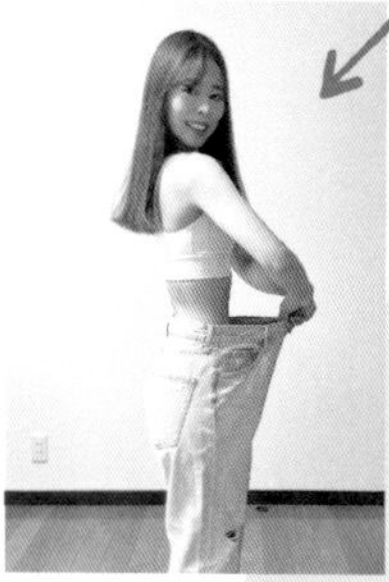

同じジーパンがもう1人は入れそうなほど、すっかりブカブカに！

「朝はしっかり」がチル式！

黄金バランスの朝食献立を目指そう

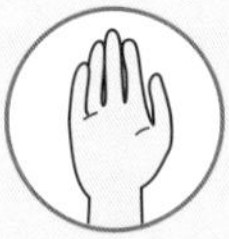

手のひらサイズの
タンパク質

和

バランスのとれた和風朝食例。もち麦入りご飯、野菜たっぷりみそ汁、焼きざけ、卵焼き、納豆、漬物。

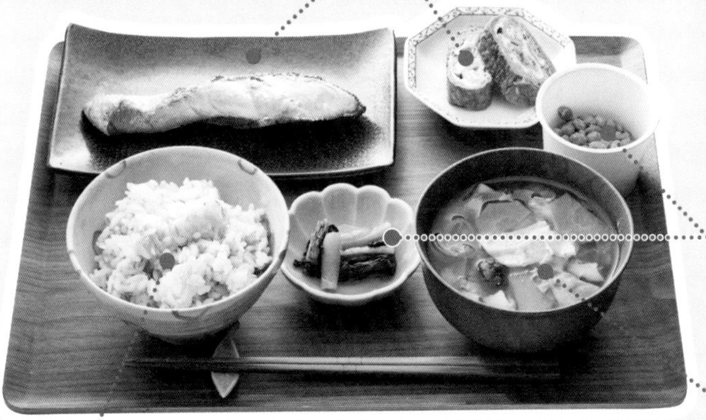

発酵食品

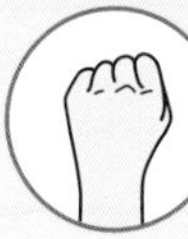

握りこぶしサイズの
炭水化物

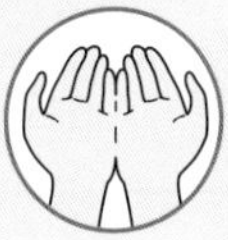

両手いっぱい分の
野菜

発酵食品

洋

ハムエッグ、豆と野菜のサラダ、全粒粉パン、いちごのせヨーグルト。サラダはとくにたっぷりとろう！

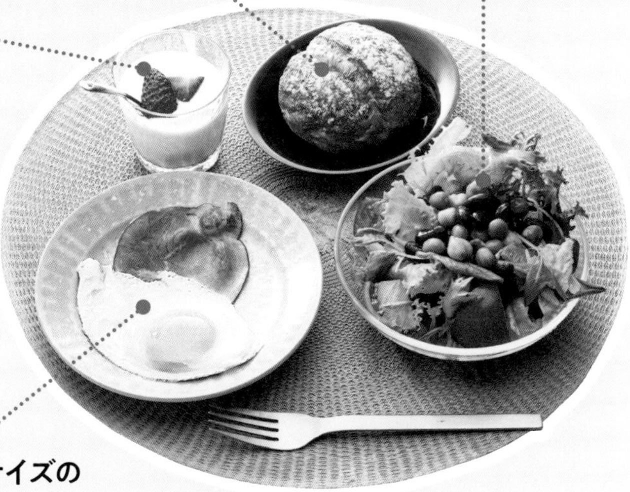

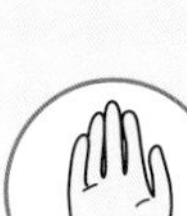

手のひらサイズの
タンパク質

なにより「腸活」で、やせ体質に

ダイエット中に食生活が偏ると、私の場合、①食欲が止まらなくなる、②便秘になる、③その結果、①②のストレスでイライラが止まらない……という、負のループに突入していました。

〝腸は第二の脳〟といわれるそうですが、それも納得！　というほど、食や便通は「幸せな気持ち」に直結していると感じます。だから目指すは、幸せを感じられる腸を育てること。ダイエット以前にフィジカル・メンタルともに健やかに暮らすためには、とても大切です。

腸活で大事なキーワードとしてよく耳にするのが、〝善玉菌〟と〝悪玉菌〟。善玉菌は腸を良好な状態に保ち、食べ物の消化吸収を助けたり、免疫力を高めてくれるといいます。いっぽう悪玉菌が増えると環境が悪化するとか。

私の体験上、腸活でもっとも効果を感じたのは、**納豆を1日1パック食べる**ことでした。お通じの改善を目指すなら、いちばん手軽な方法ではないでしょうか。さらに、食材として調理にも活用しています。そのまま食べるときは添付のタレは糖分を含んでいるため使わず、塩・こしょうをふったり、薬味を加えるなどしています（111ページ参照）。

次におすすめなのが、水溶性と不溶性、両方の食物繊維を豊富に含む**もち麦入りのご飯**。私はストイックな糖質オフはせず、ご飯も食べますが、どうせとるなら腸活につながるほうがうれしい。もち麦は白米より腹もちがよく、ダイエット向きともいわれています。

そして、腸活のためにはしっかり寝ること！　腸は活動している時間帯（日中）と、リラックスしている時間帯（睡眠中）、両方があることで、うまく伸縮ができるといいます。腸に良質な休息を与えることが、明日の〝快腸〟につながると思い、毎晩入浴するようにしています。

そのほか、左ページの積極的にとりたい食品リストを参考に最強の腸内環境を目指しましょう。

腸活におすすめな食品リスト

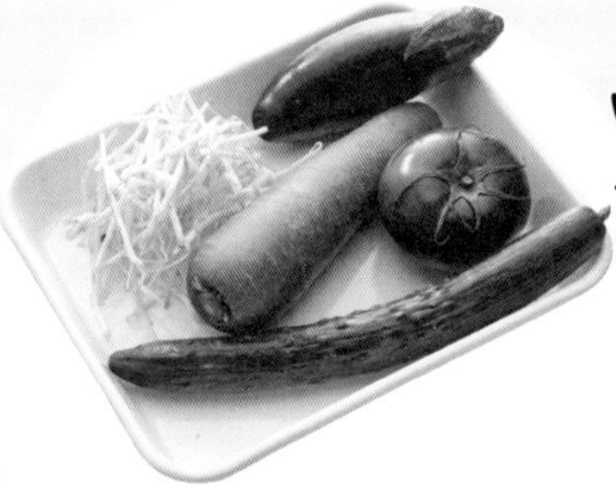

野菜

種類によって異なるが、水溶性または不溶性食物繊維が豊富なものが多く、便通改善に欠かせない。

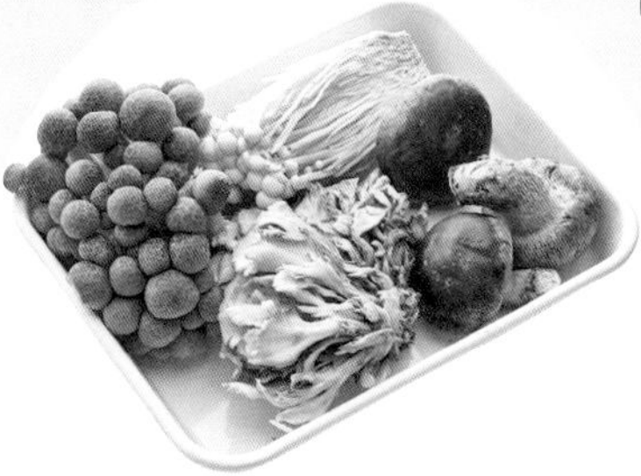

きのこ

善玉菌のエサとなる食物繊維たっぷり！　きのこは排便を促し、便秘解消につながる。

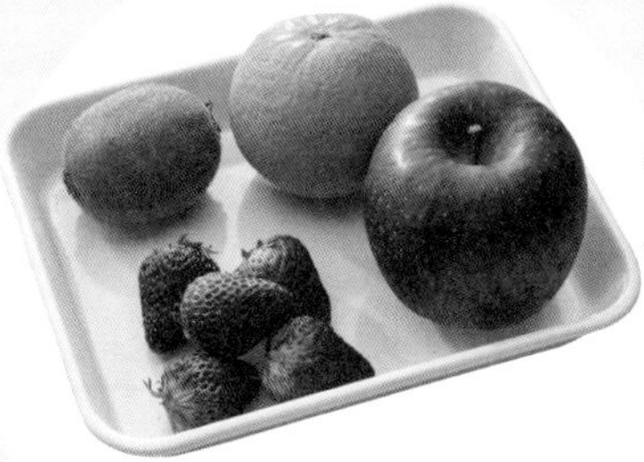

フルーツ

食物繊維はもちろん、便を柔らかくする水分も同時にとれるので腸活に有効。ドライフルーツもGood。

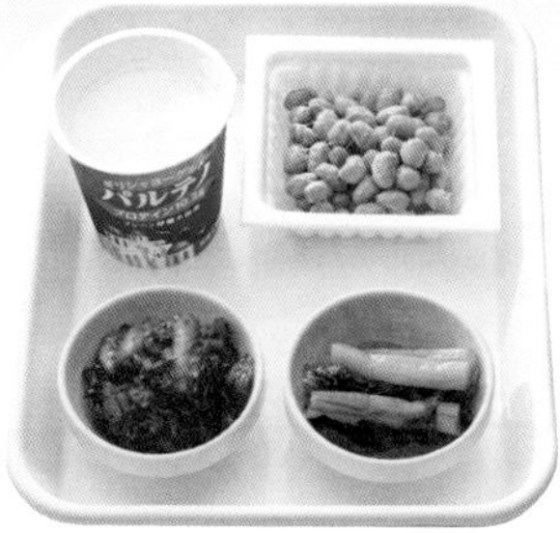

発酵食品

納豆、キムチ、ヨーグルト、漬物、甘酒など。種類によって乳酸菌や麹菌などの善玉菌を多く含む。

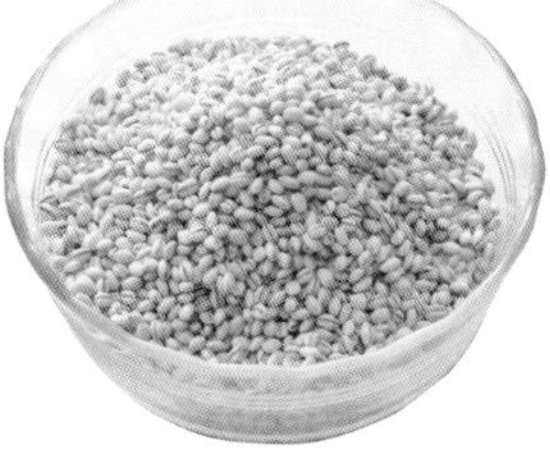

もち麦

ごぼうの2倍、玄米の4倍の食物繊維が含まれるスーパーフード。水溶性食物繊維が善玉菌のエサとなる。

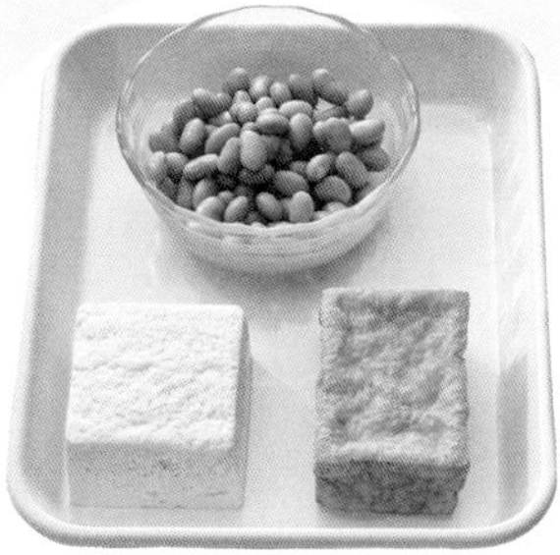

大豆製品

大豆の水煮、豆腐、厚揚げ、豆乳といった大豆製品に含まれる大豆オリゴ糖は善玉菌のエサに。

たっぷりタンパク質で目指せ！メリハリボディ

タンパク質は炭水化物（糖質）、脂質と並び、体に欠かせない栄養素。筋肉や臓器、肌、爪、髪の毛など、人間の身体をつくる材料になります。ダイエットのゴールは体重を減らすことだけではないはず。「美しくメリハリのあるスタイルを手に入れる」「ムダな脂肪は落とし、しなやかで引き締まった筋肉をつける」——そんな理想を叶えるには、良質なタンパク質をたっぷりとって、身体を動かすことが不可欠です。

　また、**タンパク質は糖質や脂質と比べて脂肪になりにくい**ため、含有量が多い食品はダイエット向きといえます。例えば、忙しいときにコンビニ食で小腹を満たすなら、糖質や脂質の多いスナック菓子やスイーツよりも、**ゆで卵やチーズ**、**サラダチキン**などを選んだほうがいい。とはいえ、過剰にとると脂肪に変換されたり、内臓の負担にもなるので、毎日バランスよく、適量をとることが大切です。

　ところで、スポーツをする方がよく飲む「プロテインドリンク」のプロテインとは、日本語でタンパク質のこと。ストイックに筋肉をつくりたいなら、こうした効率よく摂取できるドリンクを活用するのも手ではありますが、まずは日々の食事の見直しが最優先。必要なタンパク質を意識して摂取したいものです。

　ダイエット中の食事は、**「高タンパク、低脂質」**をキープするのがベスト。「増やしたい筋肉、減らしたい脂肪」につながります。

　さらに、代謝アップや腸活にも役立つなど、プラスアルファ要素のある食材は積極的にとるよう心がけてみてください。

「高タンパク、低脂質な食品リスト☑」

☑ 魚介類

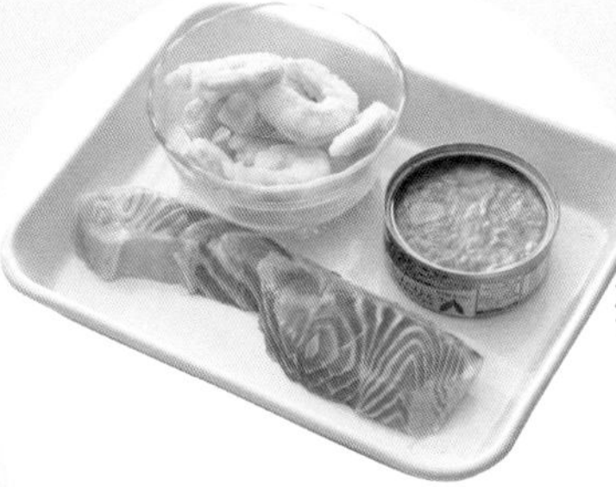

さけ、まぐろ、いか、えび、貝類、ツナやさば缶などは総じて高タンパク。ちくわなどの練り製品は、つなぎが少ないものを選んで。

☑ 鶏肉

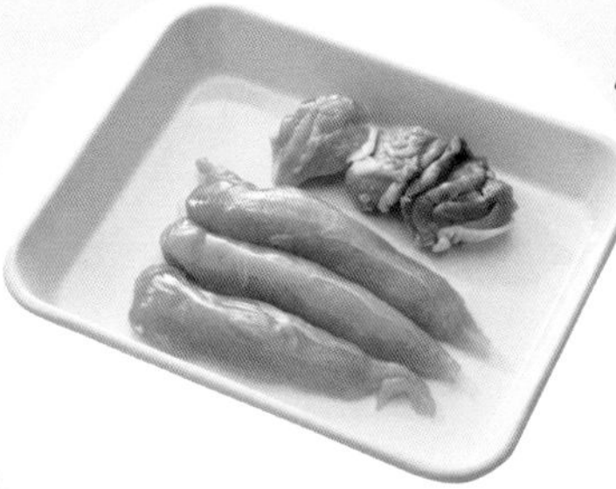

日々の食事でとりやすい肉類のなかでも、高タンパク・低脂質なのが鶏肉。ささ身やむね肉はとくに優秀。

☑ 大豆製品

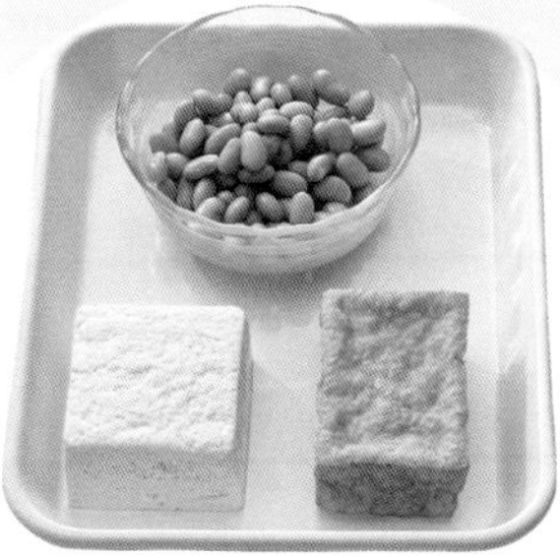

大豆の水煮、豆腐、厚揚げ、豆乳、納豆など。〝畑の肉〟とも呼ばれる大豆は植物性高タンパク食品の代表！

☑ 卵

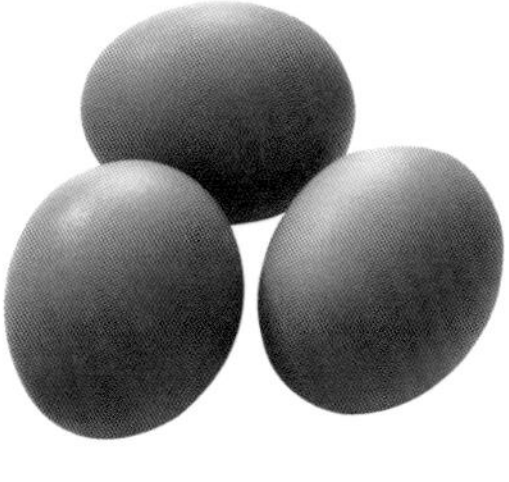

完全栄養食といわれる卵。高タンパクなのはもちろん、代謝に必要なビタミンB群も豊富でダイエットの味方。

☑ 乳製品

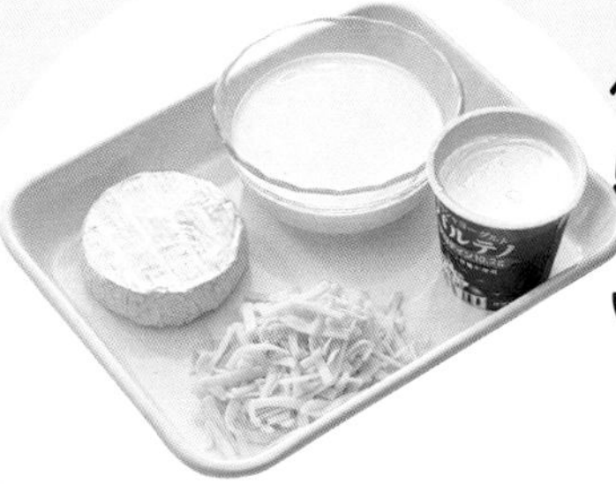

牛乳、ヨーグルト、チーズなどが代表的。タンパク質を強化、脂質をオフした商品もあるので有効活用を。

糖質は適度にとって〝ゆるオフ〟

私の主食は基本、ご飯。もち麦を混ぜたものが主ですが、家族のリクエストによっては白米オンリーなこともありますし、朝食は週2回ほどパンにすることも。意識的にご飯を食べているのは、体験的に「自分の腸に合っている」と理解しているから。つまり、**ご飯を食べればお通じがある**ので、とっても大切なのです。

「糖質オフ」や「炭水化物抜きダイエット」については、〝やり過ぎは禁物〟というのが私の考え。例えば、「晩酌にビールと山盛りの揚げ物、シメにラーメン、寝る前にデザート」みたいな食生活を続けてメタボ気味……という方なら、糖質過多を改善すべきかと思います。でも、本来必要な糖質を極限まで抜くような食生活は長続きしません。

　主食である炭水化物を急に減らすと、一時的に体重は減ったとしても、体が「今までよりもエネルギーが足りてない⁉」と感じます。そうすると①慢性的に空腹を感じやすくなる、②甘いもの（糖分）を食べたくなる、③反動でドカ食いしやすくなる、という負のループが生まれやすくなります。

　量については、ダイエット中は**ちょっと控えめのお茶碗半分**（100gほど）が目安。ご飯の上にキムチや納豆などの**発酵食品をたっぷり**のせて、ちょうどお茶碗がいっぱいになるイメージです。ゆるやかにヘルシーを心掛けている時期は、12ページでご紹介したように、握りこぶしサイズで考えています。

　必要な炭水化物や糖質の量は、体型、代謝などによって人それぞれなので、まずは、とり過ぎていないか見直すこと。そしてストレスでつい食べてしまうスイーツやスナック菓子のような、余分な糖質は避けて。

　なにより糖は脳の唯一のエネルギー源！適量を補給しつつ、上手にコントロールしましょう。

〝ゆる糖質オフ〟の置き換えアイデア

白米を
もち麦に

もち麦は白米より1～2割ほど低糖質。糖質オフ率は高くないが、食物繊維が豊富でクセも少ないので、毎日続けるのにおすすめ。

コーンフレークを
オートミールに

定番シリアルのコーンフレークに比べ、低糖質なオートミール。食物繊維、タンパク質もとれるのがうれしい。フルーツを加えても。

食パンを
全粒粉パンに

小麦粉の表皮を含めて挽いた全粒粉は、一般的な白い小麦粉に比べて食物繊維も豊富なのでダイエット向き。ビタミンやミネラルも多い。

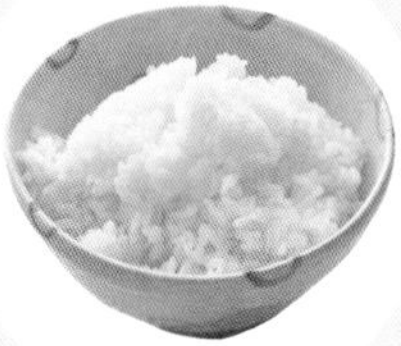

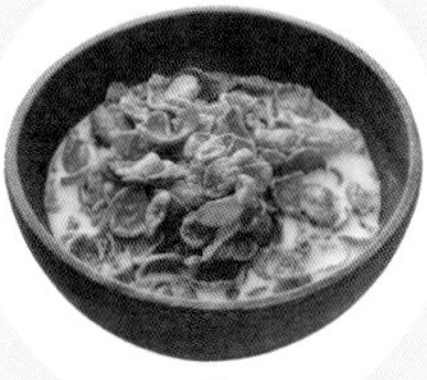

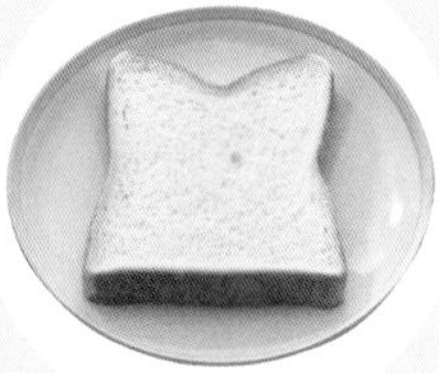

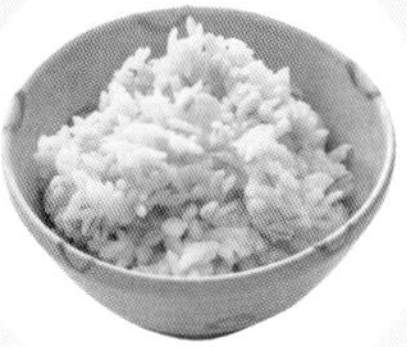

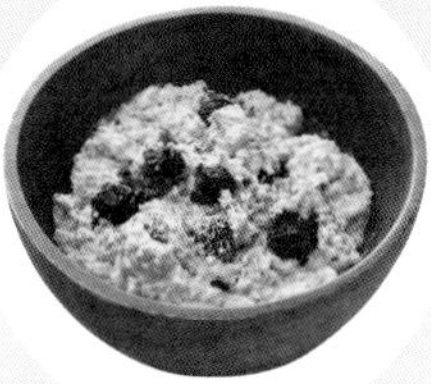

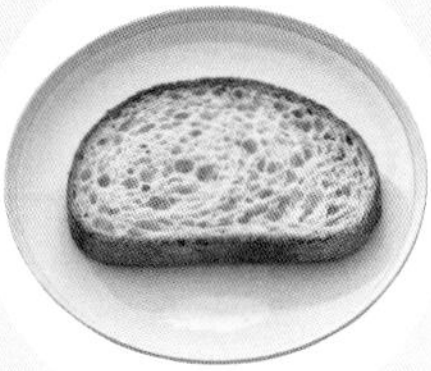

おやつを食べたくなったら……

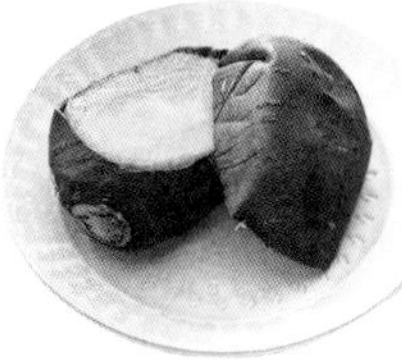

焼きいも

食物繊維たっぷりのさつまいもは腹もちがよく、とっても優秀な食材。焼きいもの簡単レシピは115ページに！

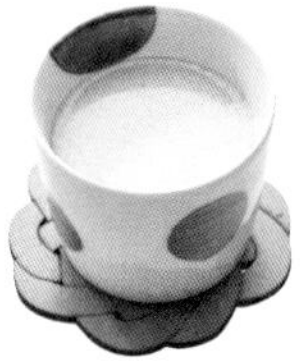

甘酒

ビタミンB群を含む発酵食品なので、ケーキなどを食べるよりヘルシー。甘いものを欲したときにちびちび飲んでいます。

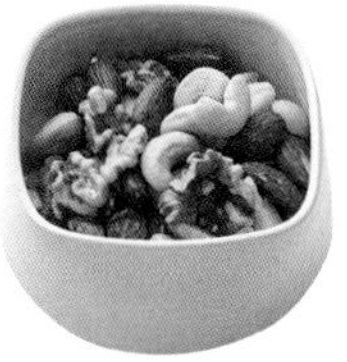

ナッツ

少量で満足感が得やすい、ダイエットの友。食塩不使用のローストタイプがおすすめ。脂質高めなので食べ過ぎには注意を。

朝・昼・晩、抜かず〝3食〟をマストに

空腹で迎える一日の始まり、朝はデトックスタイム！　私の**朝食タイムは7〜8時**ごろ。お通じをスムーズにするためには、水分補給が欠かせません。起床後、まずは白湯を飲んで、カラカラの身体にうるおいをチャージしています。

夕食と朝食の間は12時間以上、できれば14時間あけたい、というのは前述した通り。お腹はペコペコなので、しっかり食べれば一日元気に過ごせます。また、**水分と酵素と食物繊維たっぷりのフルーツ**も朝、とるようにしています。

身体が活動的になって代謝が上がる日中。一日の食事のなかでランチはボリュームたっぷり食べてもＯＫと考えています。**12〜15時は消化に時間のかかるお肉などを食べるのにベストなタイミング！**　しっかり食べると、身体も燃焼モードに。好きなものを食べられれば、ダイエットのストレスもありません。また、甘いものも、日中がおすすめです。

夕食は基本、19時前後。仕事や家族とのタイミングによって遅くなるときは、キムチと納豆でご飯を19時前にサッと食べておき、家族と一緒に20時ころにおかずを軽くつまむスタイルに。ダイエット中もみんなと食卓は囲みたいですから。

夕食を食べ損ねたり、どうしても夜中にお腹がすいたときは、消化がよくて「おいしい」と感じられるものを、ゆっくり食べるようにします。例えば無糖のヨーグルトや納豆、レンチン湯豆腐、バナナなど。ハーブティーのようなカフェインレスのホットドリンクもいいですね。

夜中のテンションで揚げ物やスナック菓子を食べるのは厳禁！　明日の自分のために暴れる食欲はグッと抑えて。

朝・昼・晩の食事ルール

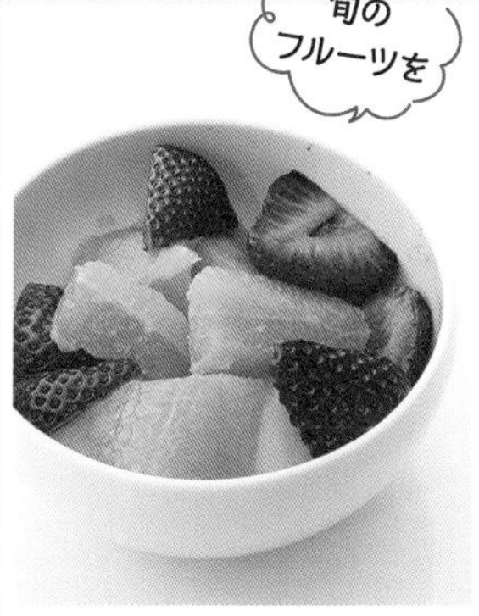

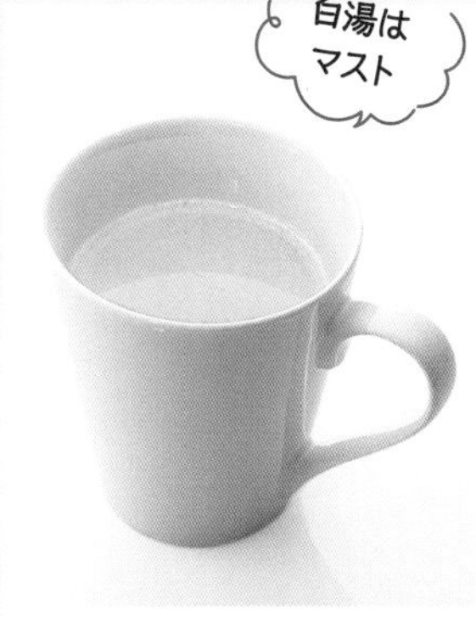

7:00

朝は水分補給から

胃腸をやさしく起こすため、冷水ではなく白湯を。レモンや梅干しを加えるのもおすすめ。空腹のうちに旬のフルーツも補給。

12:00

昼はパワーチャージ

ランチは肉料理を食べて燃える身体に！ おやつもOKだけど、白砂糖はなるべく避けて。手作りスイーツ（118ページ参照）なら安心。

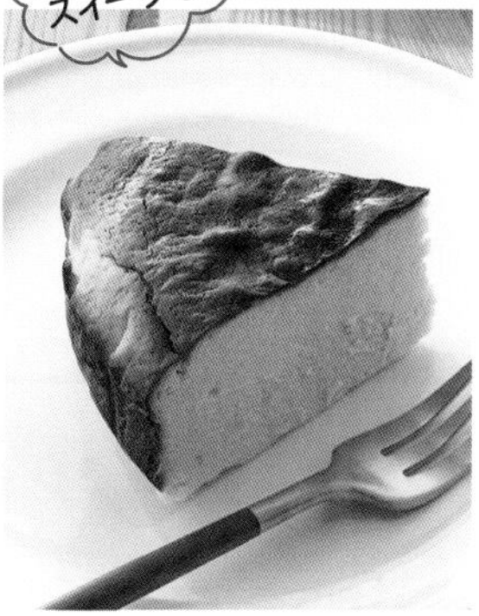

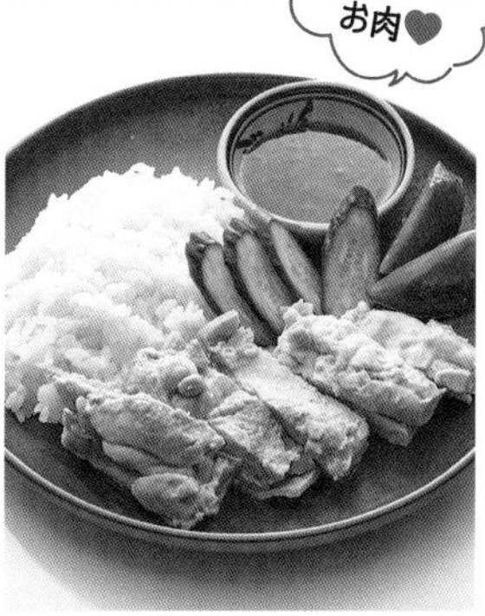

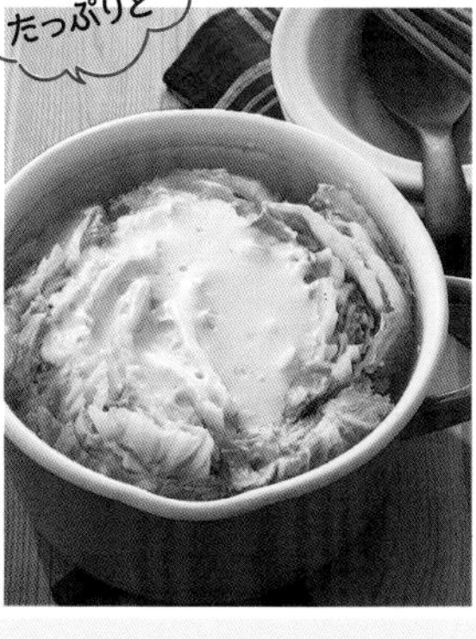

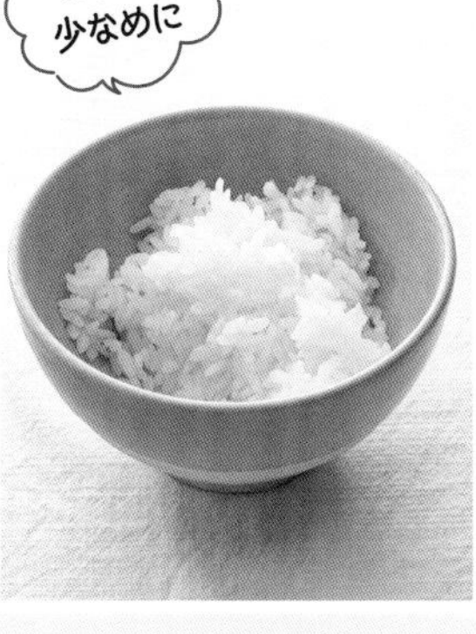

19:00

夜は帳尻合わせを

朝と昼で食べ過ぎた日の夜はご飯の量を減らす、足りなかった野菜を補給するなど、一日の食事を振り返ってバランスをとり、なるべく明日に持ち越さない。

ある1週間の食事、全部見せます！

「理想的な食生活を語っているけど、本当のところは何を食べてるの？」フォロワーさんからも質問が多いので、ある1週間の口に入れたものをご紹介します！

朝食

月

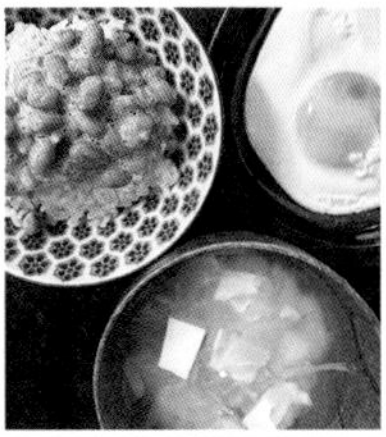

週明けは〝基本の朝ごはん〟でスタート。ご飯、目玉焼き、みそ汁、納豆。タンパク質も炭水化物も補給！

火

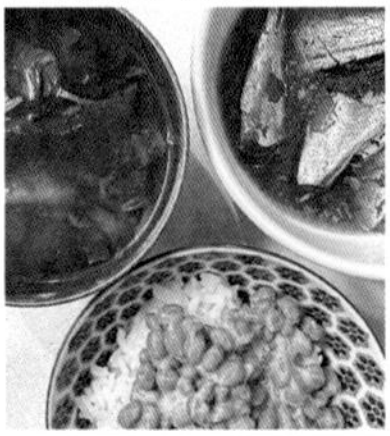

昨日の残りのみそ汁、ご飯、納豆、いわし缶。忙しい朝に缶詰メニューは重宝！何種類かストックしてます。

水

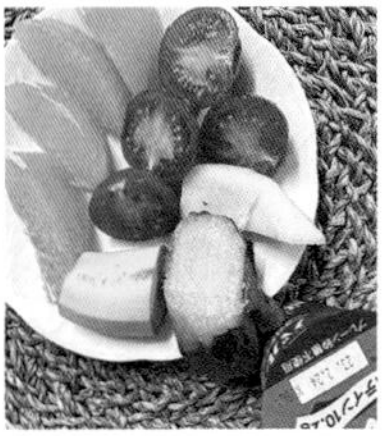

今朝は軽めに食べたい気分。フルーツ、トマト、レンチンで蒸したさつまいも、ギリシャヨーグルト。

昼食

月

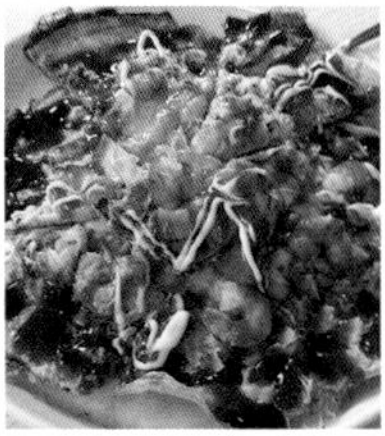

小麦粉代わりにライスペーパーを使ったオリジナルのお好み焼き。グルテンフリーなのに充実ランチ。

火

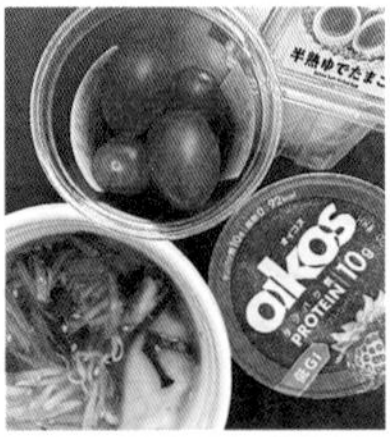

汁物（カップスープ）、タンパク質（卵、ヨーグルト）、フレッシュなもの（サラダやトマト）でクイックランチ。

水

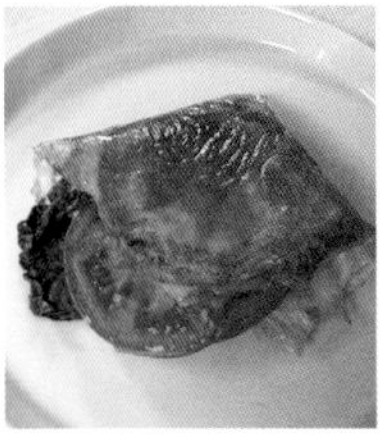

早めにお腹がすいたので簡単にできるチルレシピのライスペーパーサンド（28ページ参照）でチャージ。

間食

月

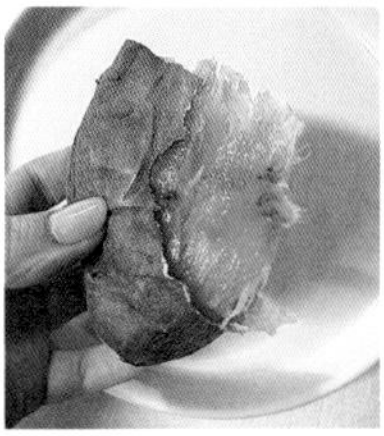

甘いもの食べたくなったら焼きいもが定番。少量で満足感が得やすく、食物繊維が補給できます。

火

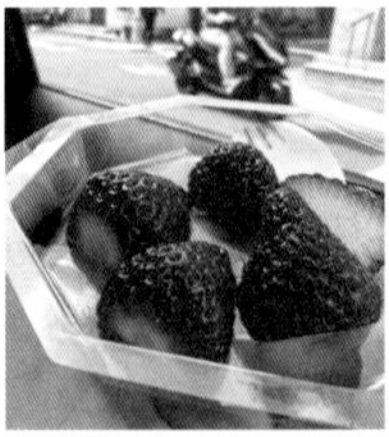

これもおやつタイムの定番、季節のフルーツと炭酸水。春はいちご、夏はメロン、秋は梨、冬はりんごなど。

水

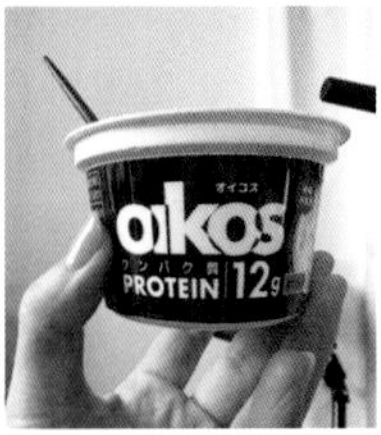

高タンパク質食品をおやつとしてよくとります。ギリシャヨーグルトのほか、ゆで卵やさけるチーズなど。

夕食

月

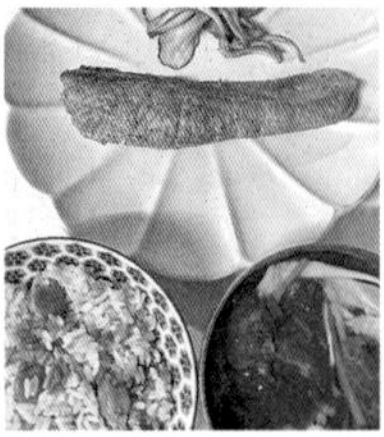

夜は魚介中心に。ほたての炊き込みご飯、さけのムニエル、きのこソテー、野菜ときのこたっぷりみそ汁。

火

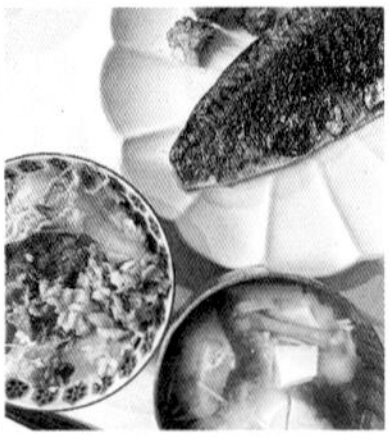

ご飯少なめ牛丼、さばの塩焼き、豆腐のみそ汁、ブロッコリーのオリーブ油煮。ランチの不足感を解消。

水

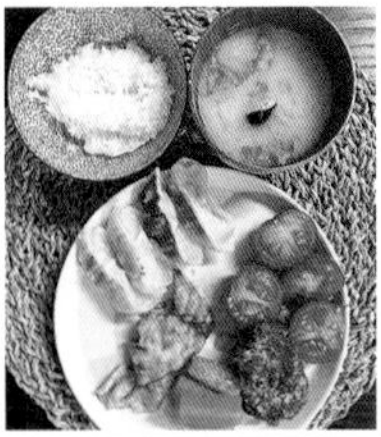

家族のリクエストで急きょぎょうざ。予定していた豚のしょうが焼きも添えて。野菜、みそ汁、ご飯も。

日

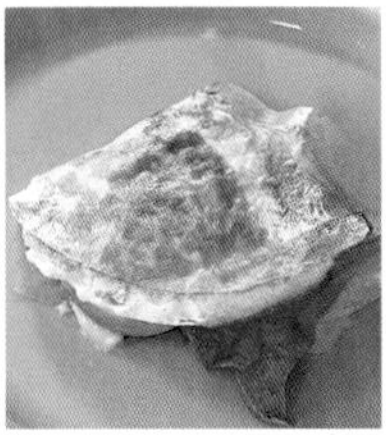

食べたいものを……と、ライスペーパーハムエッグで朝ごはん。家族はいつもの和定食スタイルな日。

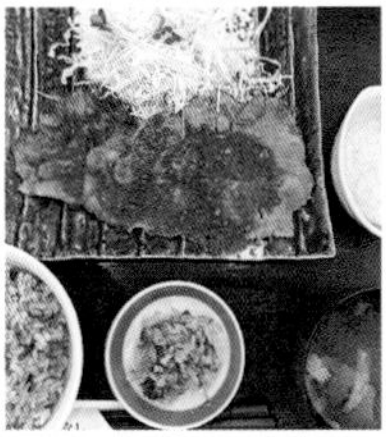

週末は家族と外食。しょうが焼き、せん切りキャベツ、五穀米、みそ汁、とろろ。定食スタイルだと安心感あり。

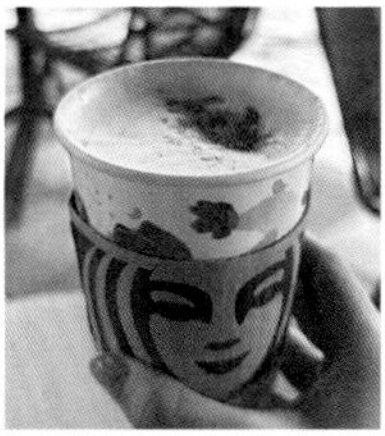

ごほうびデーな日曜日のおやつは、スタバの新作ラテ！ ダイエット中も楽しむことを忘れずに♥

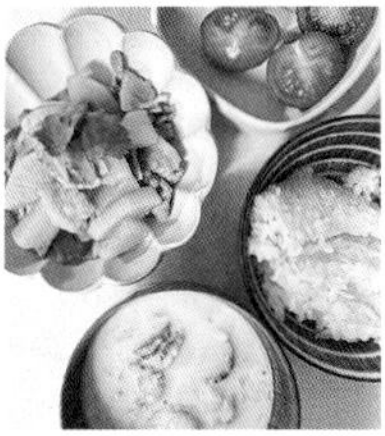

豚肉大根煮、ほたてのクラムチャウダー、トマト、納豆、ご飯。栄養をしっかりチャージして週明けに備えます。

土

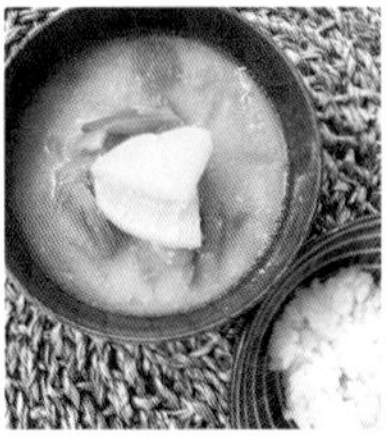

昨晩の残りの豚汁で野菜補給。ひと晩たつとよりおいしい。ご飯は軽めに、困ったときの納豆も添えて。

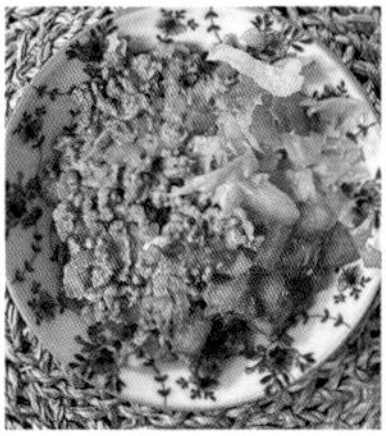

サッと作ってサッと食べられるタコライスはランチ登場頻度高めメニュー！ みそ汁も添えてバランスアップ。

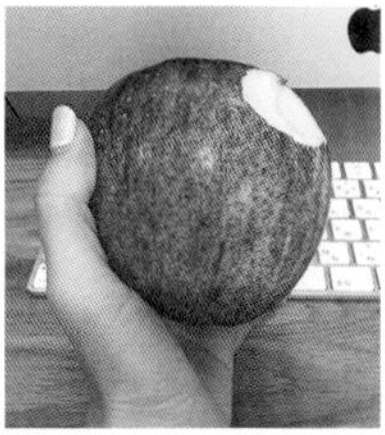

本日のおやつは、りんご丸かじり！（笑） ヘルシーのかたまりですから。シャクシャクかじって大満足。

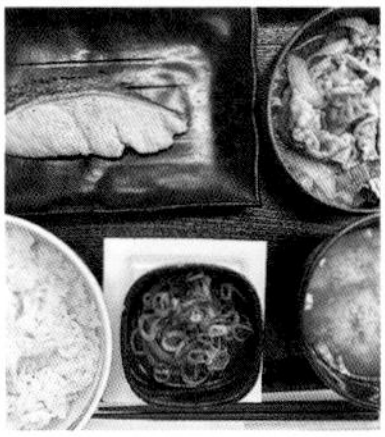

家族と外食。牛丼チェーン店で牛皿さけ定食を選択。納豆の追加とご飯半分のオーダーは忘れずに。

金

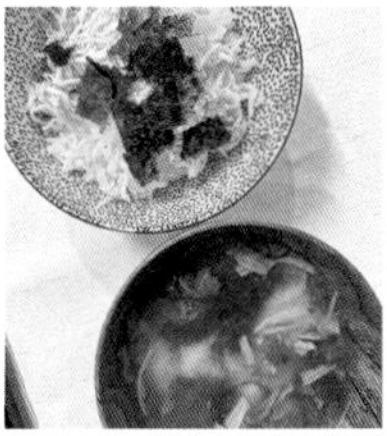

ご飯にしらす干しともみのりをどっさりかけて。みそ汁はわかめ増し増しで海藻たっぷりな朝。

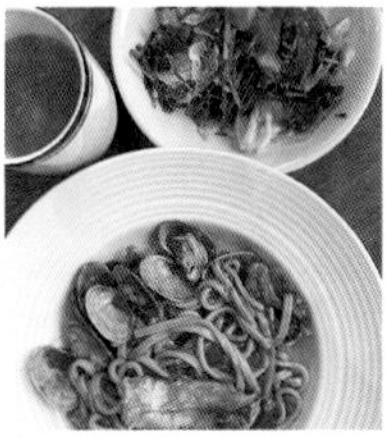

無性に恋しくて外食でパスタ！ 低糖質麺が選べる店でありがたい〜。サラダ、スープ、コーヒーと一緒に。

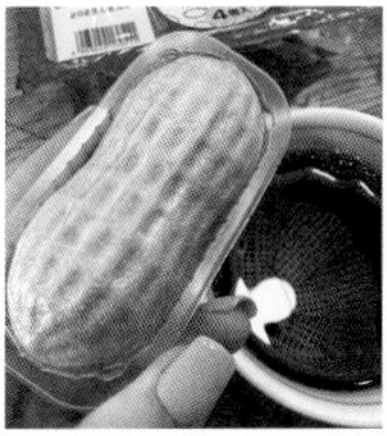

スイーツは洋菓子より和菓子にし、ホットドリンクと一緒がおすすめ。食後に５分筋トレできるとベスト！

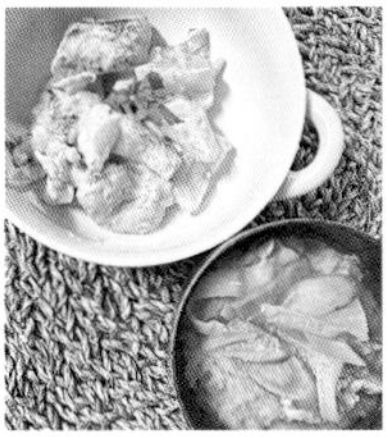

鶏のガーリッククリーム煮、豚汁。ランチのパスタやおやつに和菓子を楽しんだ今日は、ご飯はオフ。

木

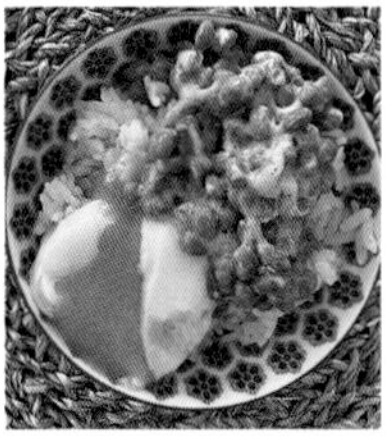

仕事などがたまって時間がなさ過ぎる朝。ご飯、納豆、温泉卵に、インスタントのみそ汁を添えて。

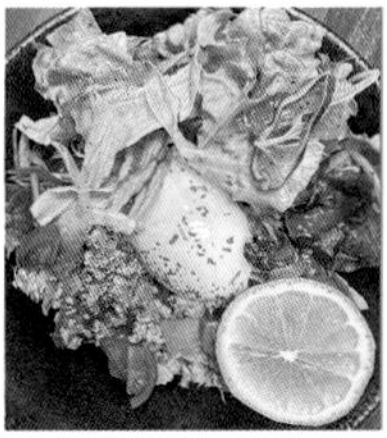

外食の日。ガパオライスはご飯を半分に減らしてもらい、ちょうどいいボリュームに。食後にはコーヒー。

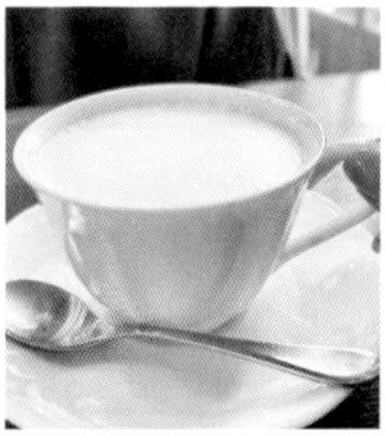

外出中にお腹がすいたらホットドリンクをまず飲みます。満足感が出ておやつの食べ過ぎを避けられます。

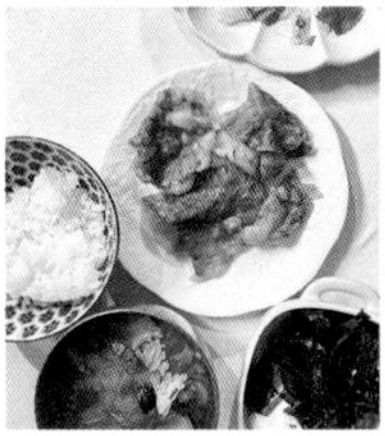

焼肉、白身魚のカルパッチョ、わかめのせ冷ややっこ、昨日の残りのみそ汁、ご飯。おかず大充実の日！

チルの モーニング&ナイト ルーティン

美と健康のために続けています！

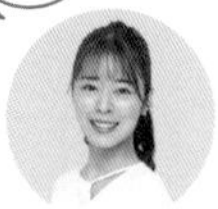

毎朝・毎晩、欠かさずに続けているちょっとしたアクションが
明日の美の秘けつ✨　ストレッチや食事など、
タイムスケジュールとともに、私のルーティンをご紹介します。

Morning

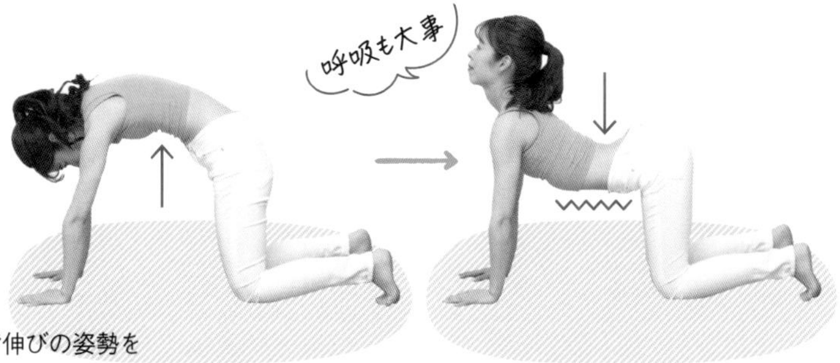

6:00 起床&猫のポーズ

起きたらまず、猫の背伸びの姿勢をまねたヨガポーズをとってスイッチオン！ 代謝アップにつながります。

6:15~6:30 白湯&フルーツ

最初に口にするのは白湯。胃腸が動き出してからフルーツでビタミンをチャージします。

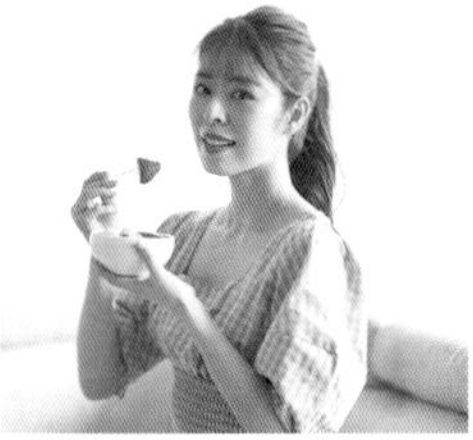

7:00~8:00 朝食

和食中心ですが、洋食の日も。欠食はNG！ 基本的に発酵食品はマストです。

Night

18:00~19:00 夕食

遅くても20時までに。脂っぽい肉など、胃腸に負担となるものはなるべく控えめに。

19:30 入浴

忙しい日でも湯船に浸かる時間は死守。入浴中はストレッチやマッサージタイムに。

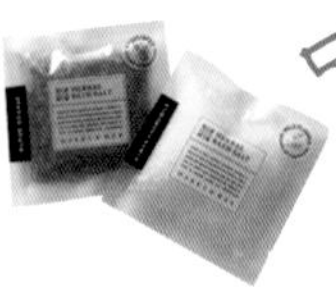

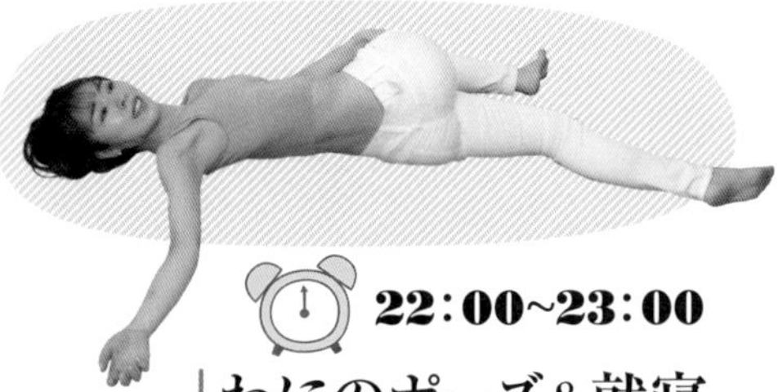

22:00~23:00 わにのポーズ&就寝

就寝前は、寝転がって体を大きくツイストさせるヨガのポーズでリラックス。質のよい眠りをもたらします。

PART 2

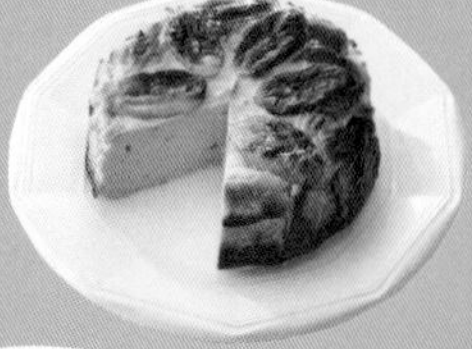

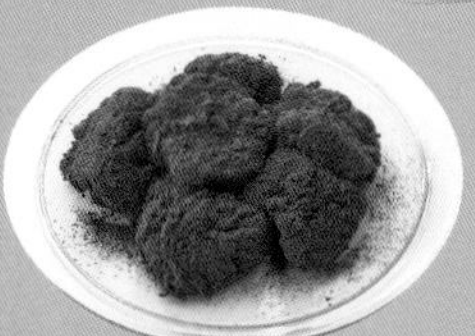

84万超の「いいね！」がついた

5つの最強バズレシピ

総動画再生回数が延べ2400万回以上！
フォロワーさんから「いいね」やコメント多数！
「ライスペーパーサンド」に
「低糖質バスク風チーズケーキ」など
SNSでリアルにバズったチルレシピがこちら。
ヘルシーな軽食にスイーツ、おかずなど
ぜひ試してほしいものを集めました。
SNS未発表の新作アレンジも公開！
お見逃しなく♡

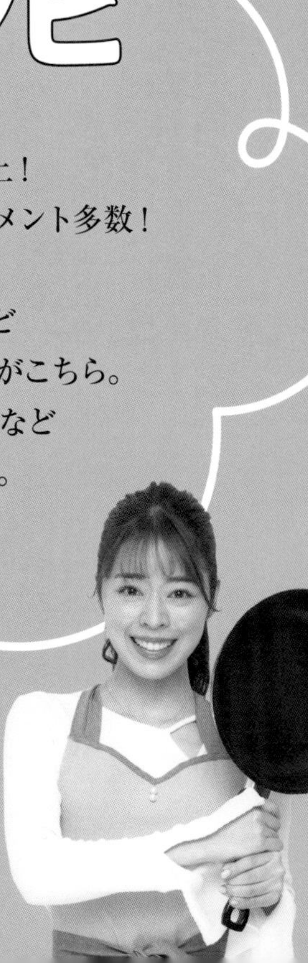

みんながリピした

殿堂入り

アイデア満載 〝やせ〟レシピベスト5

しっかり食欲を満たせるのにきちんとヘルシー。
さらに電子レンジやフライパンひとつで作れるなど、
お手軽レシピだから続けられるのが、チルレシピの人気の秘密！
とくにバズった5つのレシピとアレンジをご紹介します

ライスペーパーサンド

バリエーション多数で大好評！パンの代わりにライスペーパーをパタパタと折りたたんで具を挟むスタイルが新しいメニュー。朝食や軽食に手軽に作れて、パリパリ食感が絶品。

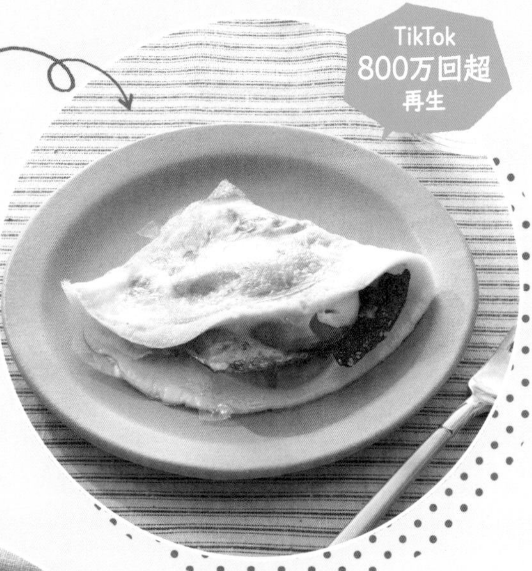

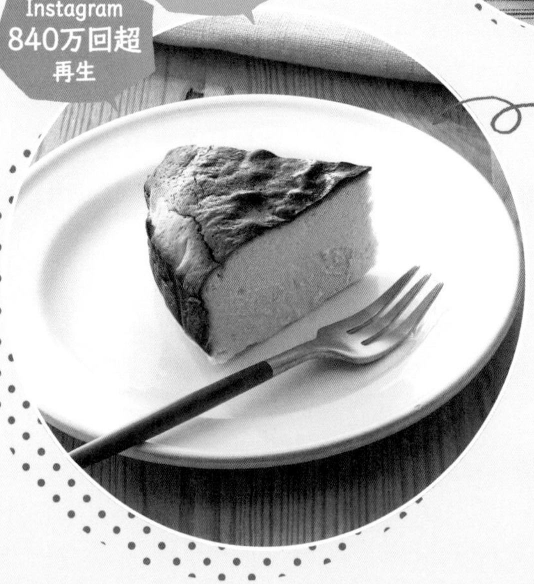

低糖質バスク風チーズケーキ

ダイエット中の〝甘いもの欲求〟をヘルシーに満たしてくれるスイーツ。生クリームは使わずに、ヨーグルトをたっぷりイン。濃厚な味わいはダイエットしていなくても恋しくなるおいしさ。

TikTok
960万回超
再生

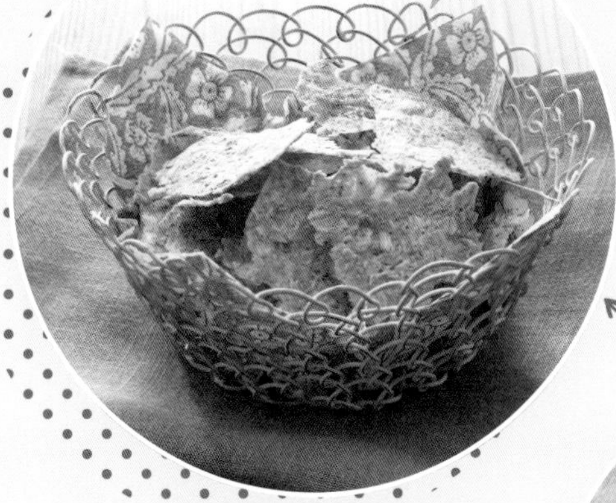

オートミール チップス

ときどき無性に食べたくなるポテトチップスはダイエットの天敵 あの食感、あの味をまさかのオートミールで再現しちゃいました しかもレンチンですぐ作れるので口寂しいときに！

TikTok
170万回超
再生

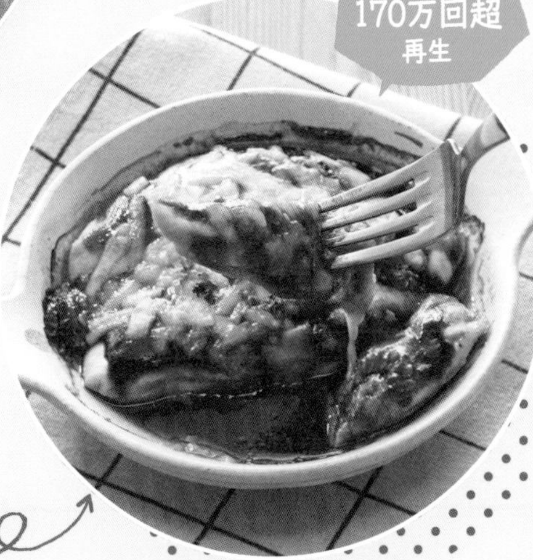

プリプリささ身の ピザ風

ピザって聞くと頭の中がピザでいっぱいに…… みんな大好きなあの味もささ身を使えばギルトフリーに大変身！ おいしく食べて、タンパク質をたっぷり補給できる最高のおかず。

Instagram
500万回超
再生

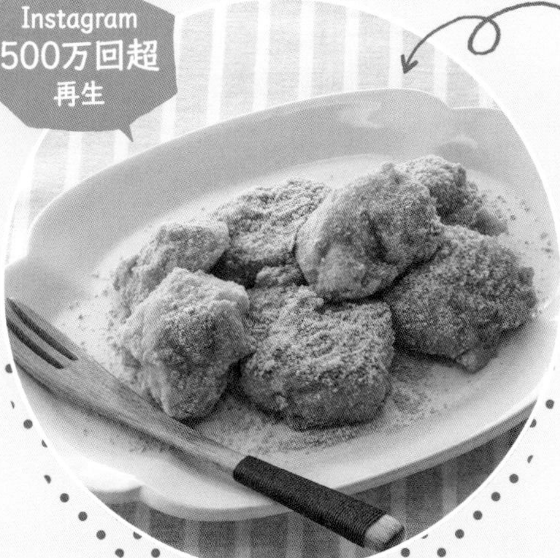

豆腐で ダイエットもち

やみつきになるもちもち食感だけど、豆腐をメインに使っているからびっくりするほどヘルシーなおやつ「おもちなんて太るから食べられない」というダイエッターさんも安心！

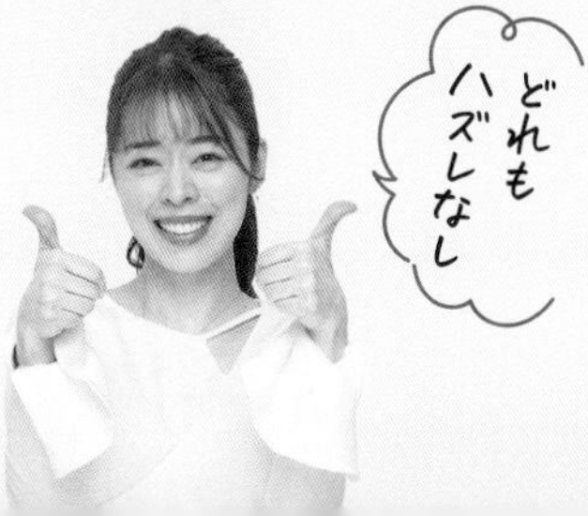

バズレシピ
①

ライスペーパーサンド

タンパク質たっぷりな一品。朝食べると日中の食欲も安定しやすく、
なによりおいしい　フライパンで焼きながら、
ライスペーパーをパタパタと折りたたむのが楽しいレシピです。

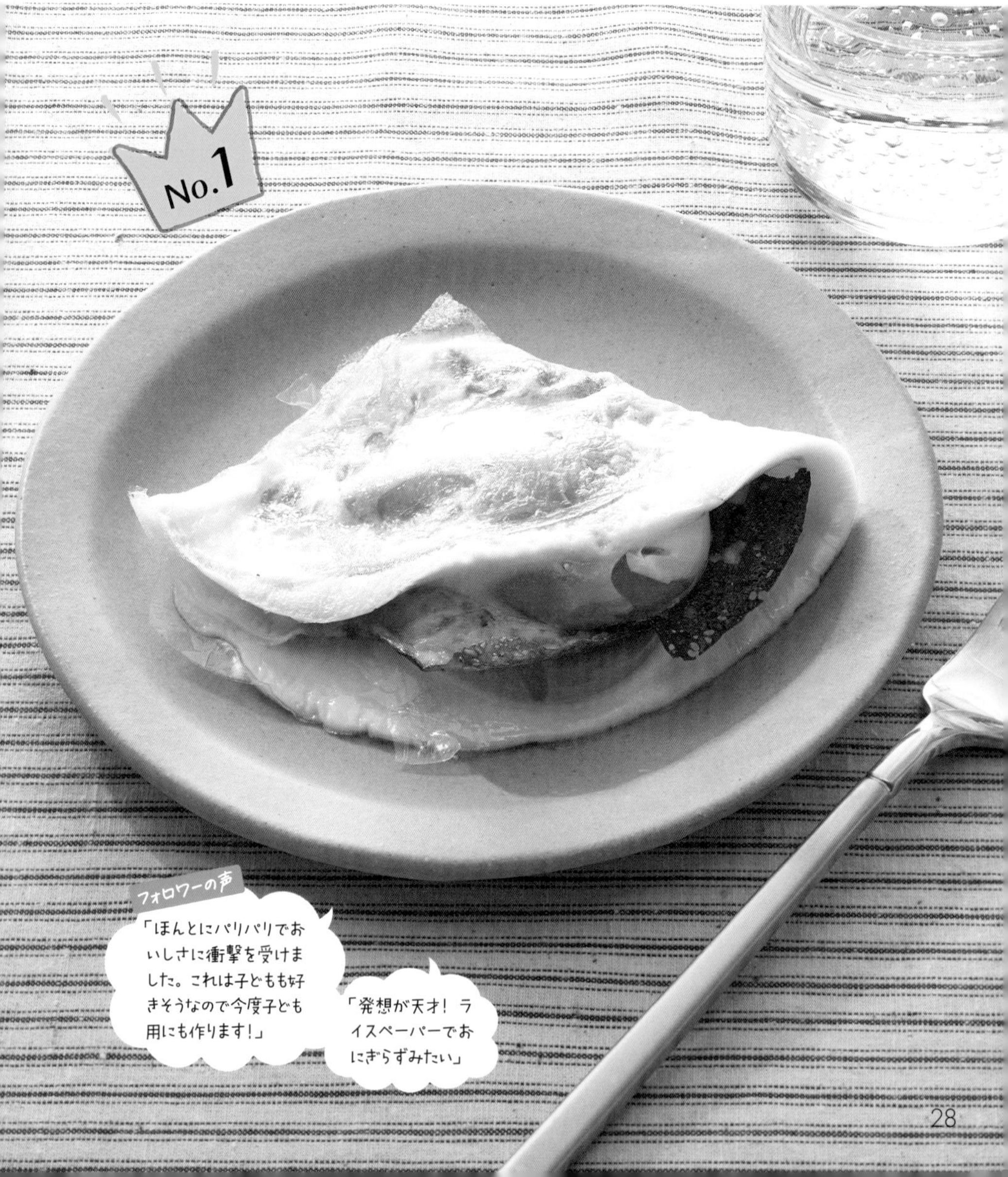

フォロワーの声

「ほんとにパリパリでおいしさに衝撃を受けました。これは子どもも好きそうなので今度子ども用にも作ります!」

「発想が天才! ライスペーパーでおにぎらずみたい」

材料（1人分）

ライスペーパー…1枚
卵…2個
スライスチーズ…2枚
ロースハム…1枚
塩・黒こしょう(粗びき)…各少々

作り方

1

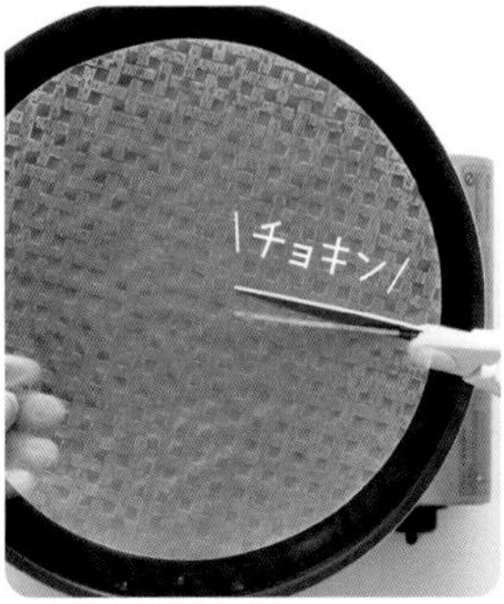

中央まで切り込みを

フライパンにライスペーパーをのせ、調理用ばさみで右側に1本、中央まで切り込みを入れる。

2

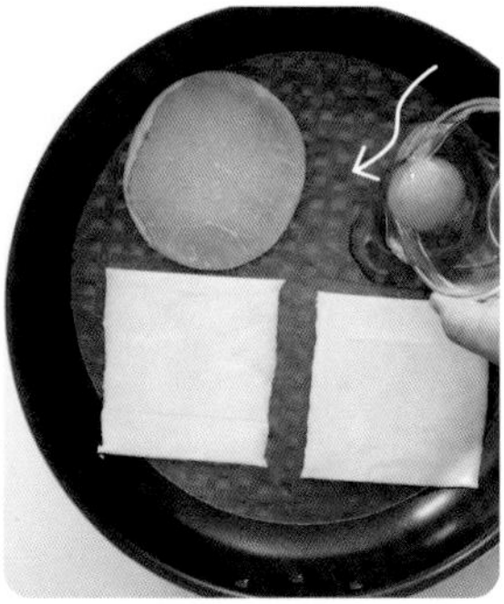

4か所にON!

手前側にチーズを並べて、左奥にハムをのせる。ハムと右奥の上に卵2個を並べて割り入れる。

3

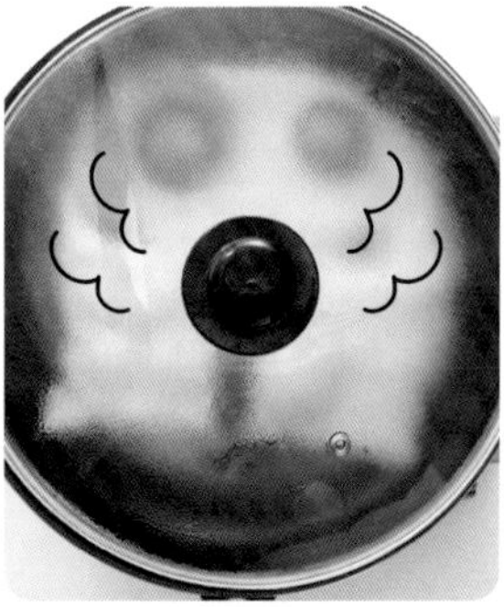

ふたをして中火に

ふたをして弱めの中火にかけ、卵が半熟状になり、チーズが溶けてくるまで5分ほど焼く。

4

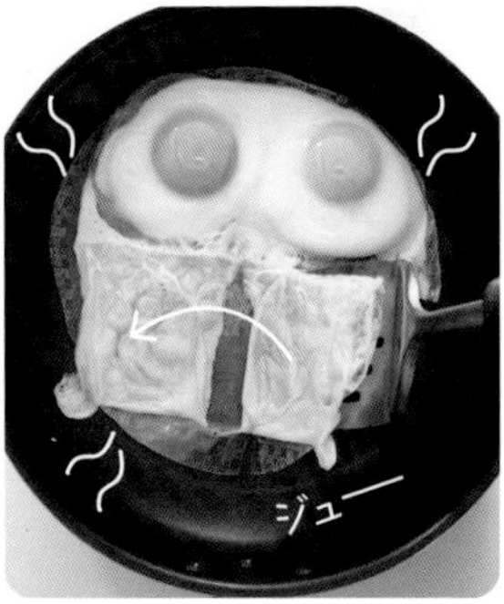

手前を半分にたたむ

フライ返しで右手前から左手前にたたむ。上手にできないときは菜箸で補助して。

5

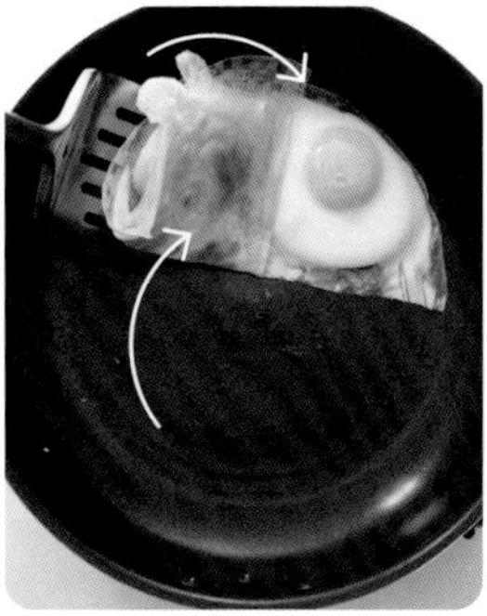

1/4に折りたたむ

さらに奥へたたみ、左奥から右奥へ折る。器に盛り、塩、黒こしょうをふる。

完成!!

エネルギー 354kcal
糖質 9.8g
(1人分)

ライスペーパー サンド・4バリエ

フライパンの上でパタパタ折りたたむ〝ライスペーパーサンド〟はアレンジ自在。ここでは、おすすめのアイデアをご紹介します。お好きな具や味を試してみてくださいね。

食べ応えバツグンで
まるでホットドッグ

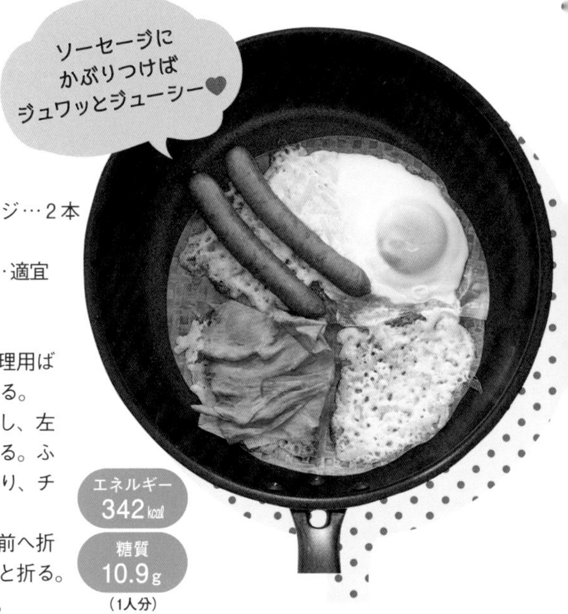

材料（1人分）

ライスペーパー…1枚　ウインナーソーセージ…2本
卵…1個　レタス…1枚
ピザ用チーズ…適量　トマトケチャップ…適宜

作り方

❶フライパンにライスペーパーをのせ、調理用ばさみで右側に1本、中央まで切り込みを入れる。
❷手前と左奥3か所に均等にチーズを散らし、左奥にソーセージをのせ、右奥に卵を割り入れる。ふたをして弱めの中火にかけ、卵が半熟状になり、チーズが溶けてくるまで5分ほど焼く。
❸左手前にレタスをのせ、右手前から左手前へ折りたたむ。同様に左手前から左奥、右奥へと折る。器に盛り、好みでトマトケチャップをかける。

エネルギー 342kcal
糖質 10.9g
（1人分）

ご飯感覚で味わえる!? キムチーズハムサンド

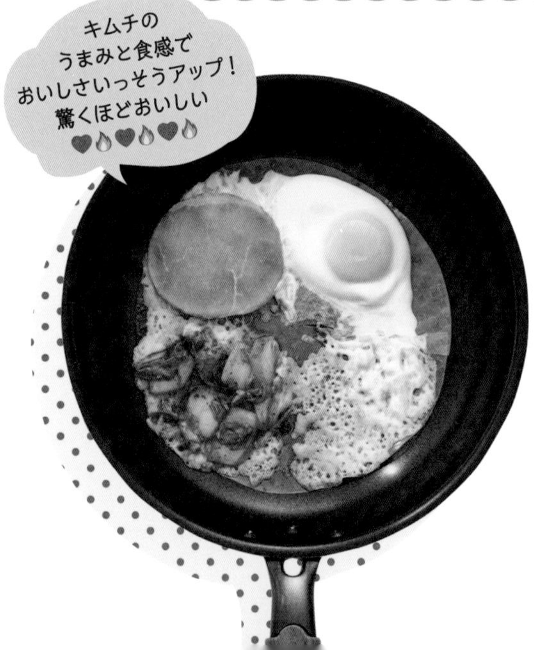

材料（1人分）

ライスペーパー…1枚
卵…1個
ピザ用チーズ…適量
ロースハム…1枚
白菜キムチ…適量

エネルギー 257kcal
糖質 10.0g
（1人分）

作り方

❶フライパンにライスペーパーをのせ、調理用ばさみで右側に1本、中央まで切り込みを入れる。
❷手前と左奥3か所に均等にチーズを散らし、手前左にキムチ、左奥にハムをのせ、右奥に卵を割り入れる。ふたをして弱めの中火にかけ、卵が半熟状になり、チーズが溶けてくるまで5分ほど焼く。
❸右手前から左手前へ折りたたむ。同様に左手前から左奥、右奥へと折る。

ライスペーパーとの一体感が絶妙！ BLTサンドイッチ

材料 (1人分)

ライスペーパー…1枚
卵…1個
スライスチーズ…2枚
ベーコン(薄切り)…1枚
レタス…1枚
トマト(輪切り)…1枚分
塩・こしょう…各少々

ベーコン、レタス、トマトをたっぷり使って、定番サンドイッチを再現しました！

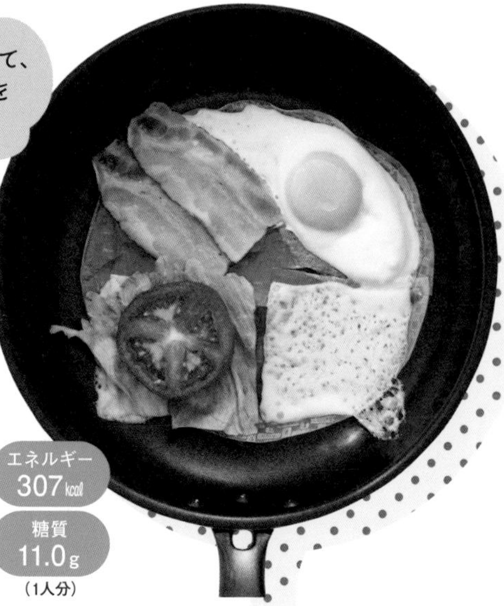

エネルギー 307kcal
糖質 11.0g
(1人分)

作り方

❶フライパンにライスペーパーをのせ、調理用ばさみで右側に1本、中央まで切り込みを入れる。
❷手前側にチーズ、左奥に半分に切ったベーコンをのせ、右奥に卵を割り入れる。ふたをして弱めの中火にかけ、卵が半熟状になり、チーズが溶けてくるまで5分ほど焼く。
❸左手前にレタス、トマトをのせ、右手前から左手前へ折りたたむ。同様に左手前から左奥、右奥へと折る。器に盛り、塩、黒こしょうをふる。

さわやかヘルシーな サーモンアボバージョン

栄養豊富で相性のいいサーモンとアボカドの組み合わせ 濃厚な味でやみつきに

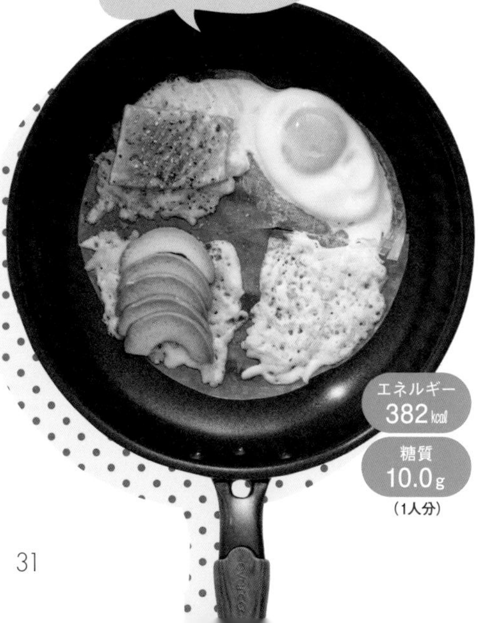

エネルギー 382kcal
糖質 10.0g
(1人分)

材料 (1人分)

ライスペーパー…1枚
卵…1個
ピザ用チーズ…適量
サーモン(切り身・小)…1切れ(約50g)
アボカド(薄切り)…1/4個分
ミックススパイス(または塩・こしょう)…適量

作り方

❶フライパンにライスペーパーをのせ、調理用ばさみで右側に1本、中央まで切り込みを入れる。
❷手前と左奥3か所に均等にチーズを散らし、左奥にサーモンをのせ、右奥に卵を割り入れる。ミックススパイスをふり、ふたをして弱めの中火にかける。卵が半熟状になり、チーズが溶けてくるまで5分ほど焼く。
❸左手前にアボカドをのせ、右手前から左手前へたたむ。同様に左手前から左奥、右奥へと折る。

バズレシピ②

低糖質 バスク風チーズケーキ

インスタグラムで840万回超再生されたトロふわ食感が絶品のチーズケーキ。味わいは本格的でも作るのは簡単！ 生クリーム不使用なのに濃厚で少量で満足感アリ。冷蔵庫で冷やすとおいしいですよ

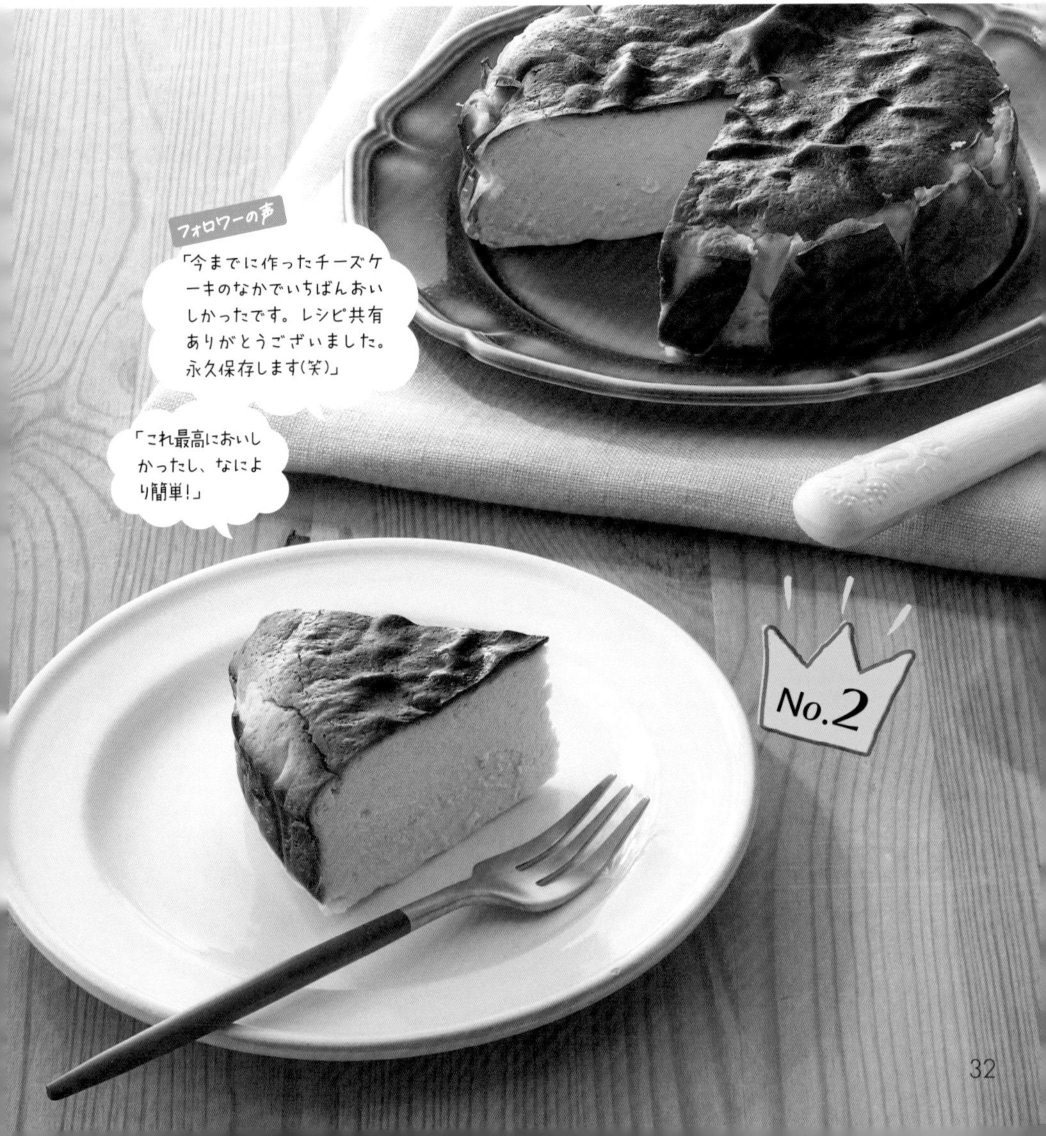

材料（直径12cmの丸型1台分）

クリームチーズ（常温に戻す）…200g
ギリシャヨーグルト
（プレーン／無糖）…100g
卵… 1個
A［天然甘味料（顆粒）…大さじ4
　 片栗粉…大さじ1

下準備

・型にクッキングシートを敷く。
・オーブンを230℃に温めておく。

作り方

1

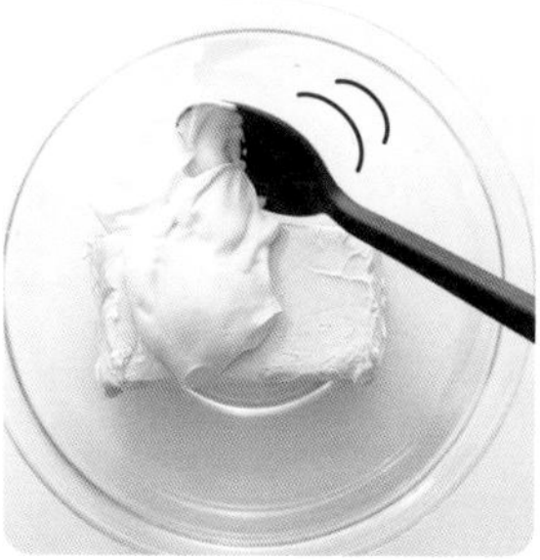

ボウルに食材を入れる

ボウルにクリームチーズ、ヨーグルトを入れる。

2

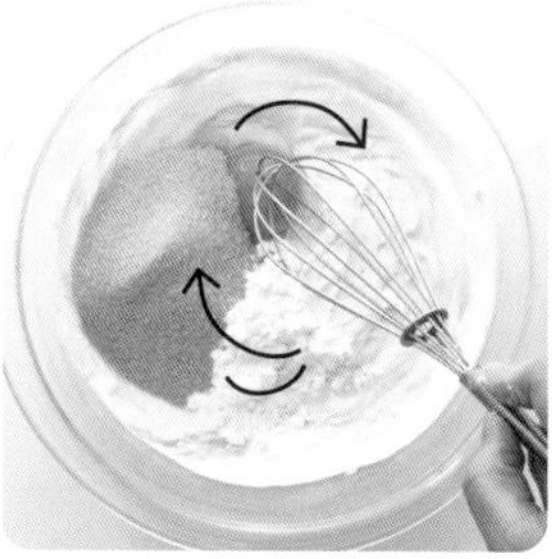

混ぜ合わせ卵とAをプラス

泡立て器でなめらかに混ぜ合わせ、卵を割り入れ、Aも加える。

3

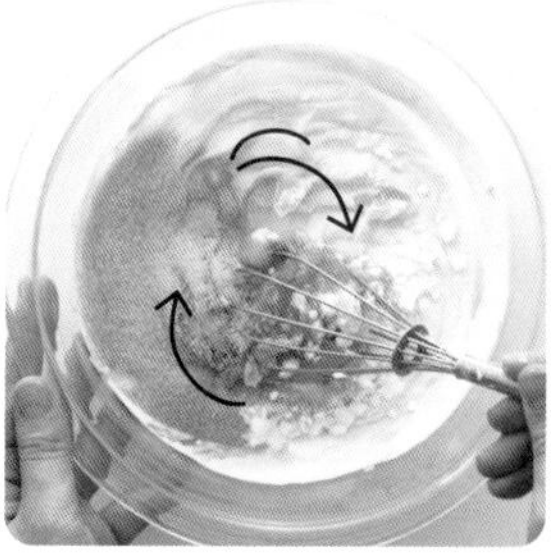

なめらかになるまで混ぜる

なめらかになるまで泡立て器でよく混ぜ合わせる（またはミキサーで攪拌する）。

4

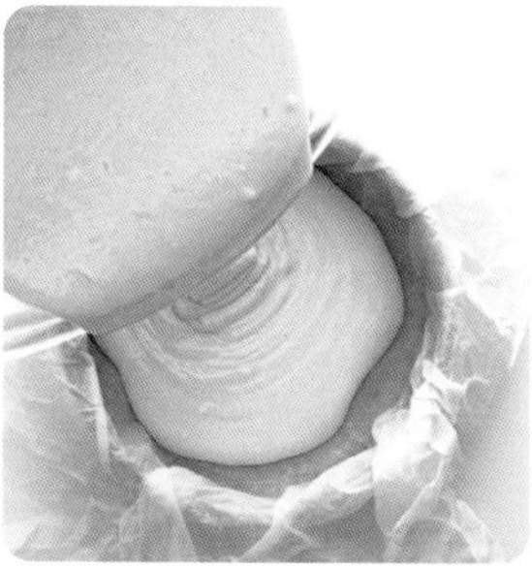

型に流して焼く

型に③を流し入れ、230℃のオーブンで25分ほどこんがりと焼く。

5

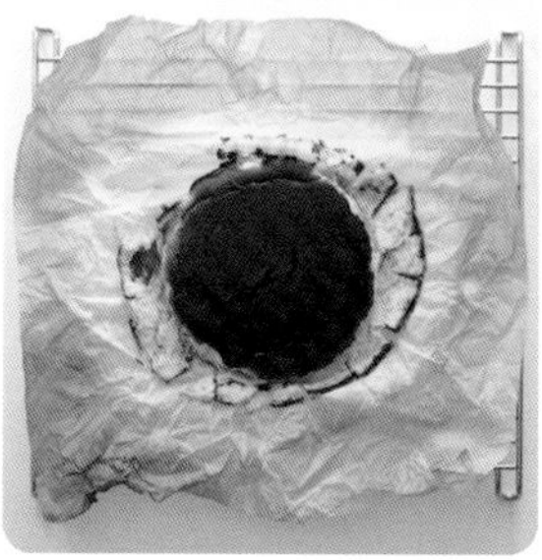

粗熱をとって冷やす

オーブンから取り出してそのままおいて粗熱をとり、型からはずして冷蔵庫で冷やす。

完成!!

エネルギー 837kcal
糖質 17.0g
（全量）

低糖質バスク風チーズケーキ 4バリエ

私にとって定番のご褒美スイーツ！
果物やお茶などで味に変化をつけると
またおいしい♥ ギルトフリーで安心安全の
手作りスイーツは、子どものおやつにもおすすめ。

濃厚でほろ苦いおいしさ 抹茶味

こんがり焼けた
表面の香ばしさと、抹茶の
ほろ苦さで、ちょっと
大人っぽい仕上がり。

材料

(直径12cmの丸型1台分)

クリームチーズ
(常温に戻す)…200g
ギリシャヨーグルト
(プレーン／無糖)
…100g
卵…1個
A
- 天然甘味料(顆粒)
…大さじ4
- 片栗粉…大さじ1
- 抹茶パウダー(ふるう)
…大さじ1～2

抹茶パウダー…適宜

下準備

・型にクッキングシートを敷く。
・オーブンを230℃に温めておく。

作り方

❶ボウルにクリームチーズ、ヨーグルトを入れ、泡立て器で混ぜ合わせる。卵を割り入れ、Aを加えてなめらかになるまで混ぜ合わせる。
❷型に①を流し入れ、230℃のオーブンで25分ほど焼く。取り出してそのままおいて粗熱をとり、型からはずして冷蔵庫で冷やす。好みで抹茶パウダーをふる。

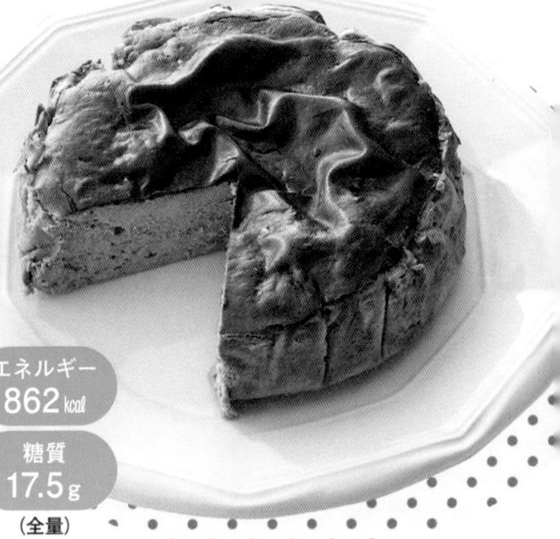

エネルギー 862kcal
糖質 17.5g
(全量)

茶葉ごと使う風味豊かな 紅茶味

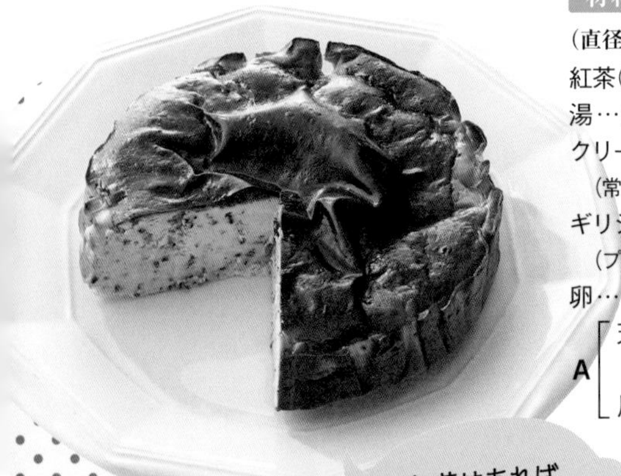

材料

(直径12cmの丸型1台分)

紅茶(ティーバッグ)…1個
湯…大さじ1
クリームチーズ
(常温に戻す)…200g
ギリシャヨーグルト
(プレーン／無糖)…100g
卵…1個
A
- 天然甘味料(顆粒)
…大さじ4
- 片栗粉…大さじ1

下準備

・型にクッキングシートを敷く。
・オーブンを230℃に温めておく。
・紅茶はティーバッグから取り出しておく。

作り方

❶耐熱ボウルに紅茶、湯を入れて混ぜ合わせ、冷ます。クリームチーズ、ヨーグルトを加え、泡立て器で混ぜ合わせる。卵を割り入れ、Aを加えてなめらかになるまで混ぜ合わせる。
❷型に①を流し入れ、230℃のオーブンで25分ほど焼く。取り出してそのままおいて粗熱をとり、型からはずして冷蔵庫で冷やす。

紅茶はあれば
アールグレイがおすすめ。
香りが口いっぱいに広がって、
幸せ気分に浸れます

エネルギー 843kcal
糖質 18.0g
(全量)

ひと切れだけでもしっかり食べ応え！ バナナ味

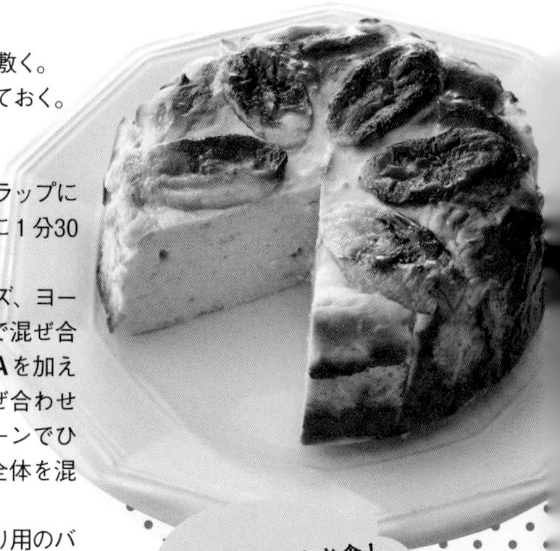

材料

（直径12cmの丸型1台分）

バナナ…1本

クリームチーズ（常温に戻す）…200g

ギリシャヨーグルト（プレーン／無糖）…100g

卵…1個

A［天然甘味料（顆粒）…大さじ3 / 片栗粉…大さじ1］

バナナ（飾り用／斜め薄切り）…1/2本分

エネルギー 977kcal
糖質 49.1g
（全量）

下準備

・型にクッキングシートを敷く。
・オーブンを230℃に温めておく。

作り方

❶バナナは皮付きのままラップに包み、電子レンジ（600W）に1分30秒ほどかける。

❷ボウルにクリームチーズ、ヨーグルトを入れ、泡立て器で混ぜ合わせる。卵を割り入れ、Aを加えてなめらかになるまで混ぜ合わせる。①の皮を除き、スプーンでひと口大にすくって加え、全体を混ぜ合わせる。

❸型に②を流し入れ、飾り用のバナナをのせ、230℃のオーブンで25分ほど焼く。取り出してそのままおいて粗熱をとり、型からはずして冷蔵庫で冷やす。

バナナ好きさん必食！
バナナが甘くなる
レンチン技でコクと
甘みのハーモニー

甘酸っぱい
ベリーが濃厚バスクと
最高に合います
華やかなので
クリスマスケーキにも

ほどよい酸味で超さっぱりな ベリー味

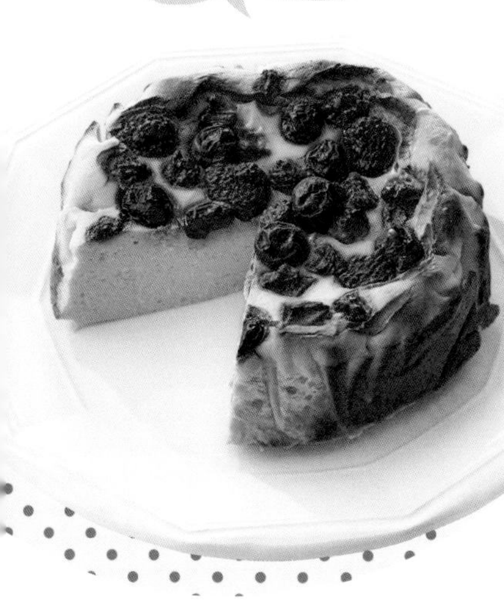

材料

（直径12cmの丸型1台分）

クリームチーズ（常温に戻す）…200g

ギリシャヨーグルト（プレーン／無糖）…100g

卵…1個

A［天然甘味料（顆粒）…大さじ4 / 片栗粉…大さじ1］

ミックスベリー（冷凍）…50g

エネルギー 863kcal
糖質 22.1g
（全量）

下準備

・型にクッキングシートを敷く。
・オーブンを230℃に温めておく。

作り方

❶ボウルにクリームチーズ、ヨーグルトを入れ、泡立て器で混ぜ合わせる。卵を割り入れ、Aを加えてなめらかになるまで混ぜ合わせる。

❷型に①を流し入れ、凍ったままのミックスベリーを散らし、230℃のオーブンで25分ほど焼く。取り出してそのままおいて粗熱をとり、型からはずして冷蔵庫で冷やす。

バズレシピ③

オートミールチップス・コンソメ味

ザックザクのダイエットチップスの正体はオートミールだから安心！
おやつやおつまみにぴったりです✨
最後のレンチンは様子を見ながら、焦げないように少しずつ温めて👍

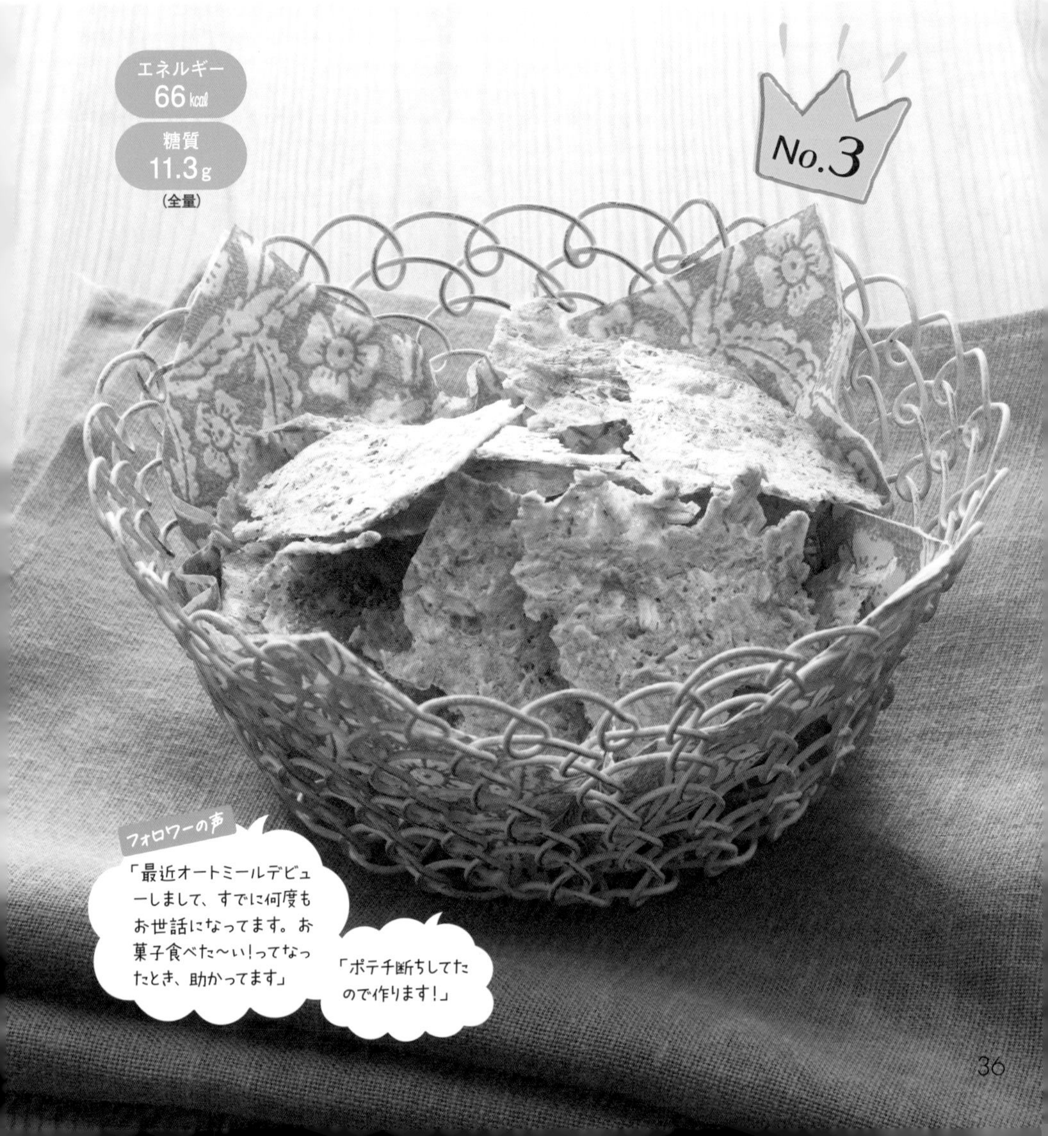

エネルギー
66 kcal

糖質
11.3g
（全量）

No.3

フォロワーの声

「最近オートミールデビューしまして、すでに何度もお世話になってます。お菓子食べた〜い！ってなったとき、助かってます」

「ポテチ断ちしてたので作ります！」

材料（作りやすい分量）

A
- オートミール（ロールドオーツ）…大さじ3
- 水…大さじ3～4

- 顆粒スープの素（洋風）…小さじ1/2
- 塩…少々

作り方

1

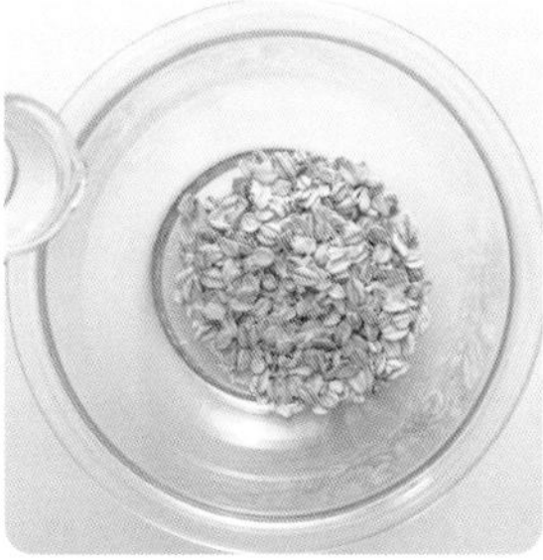

電子レンジに30秒かける

耐熱ボウルに**A**を入れ、ラップをしないで電子レンジ（600W）に30秒かける。

2

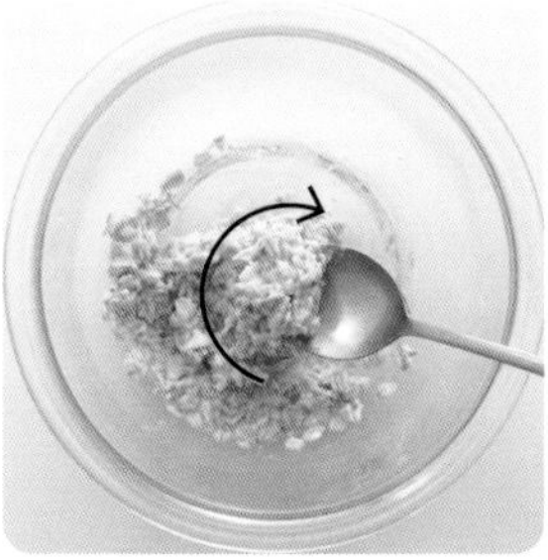

スプーンで混ぜ合わせる

熱いうちにオートミールをつぶすようにしながらスプーンで混ぜる。

3

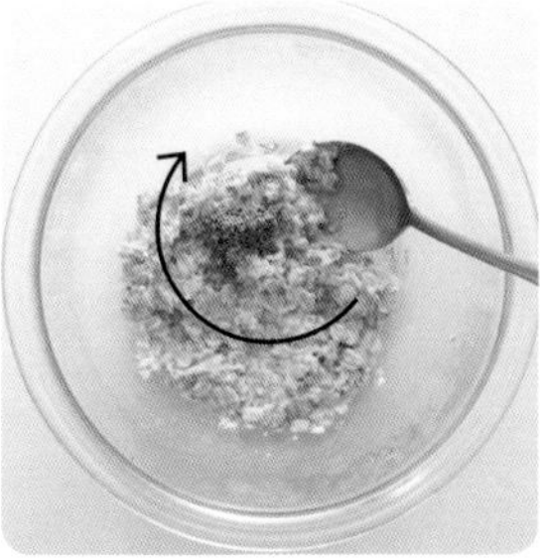

味付けしてさらに混ぜる

少し粘りが出たら顆粒スープの素、塩を加えて混ぜ合わせる。

4

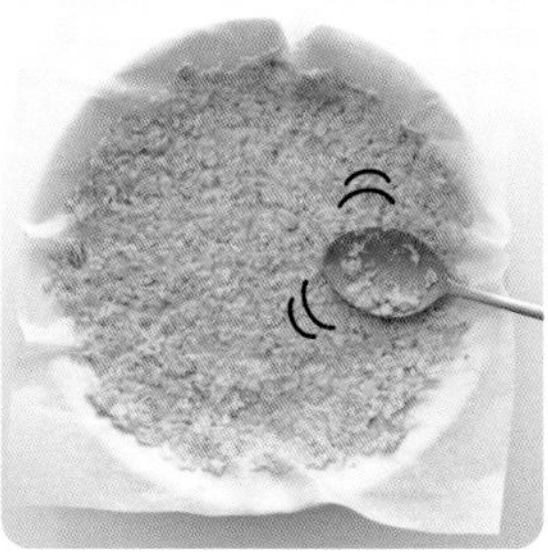

薄く広げて電子レンジへ

クッキングシートに③を薄く広げ、耐熱皿にのせてラップをしないで電子レンジ（600W）に4分30秒かける。

5

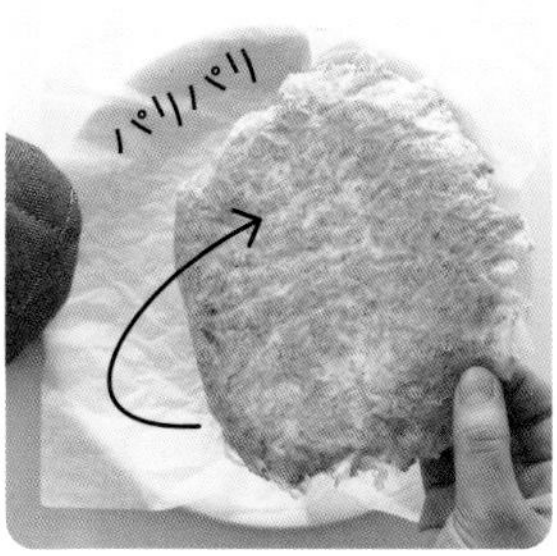

水分がとんだら完成！

取り出してやけどに注意しながら上下を返す。焦げないように様子を見ながら電子レンジに1～2分かける。そのままおいて粗熱をとり、食べやすい大きさに割る。

イチオシは「ロールドオーツ」

オートミールには、いくつか種類があります。私は歯ごたえがあると咀嚼の回数も増えるので、粒感が残っている「ロールドオーツ」を愛用。ご飯のように調理したいときにもおすすめですよ。

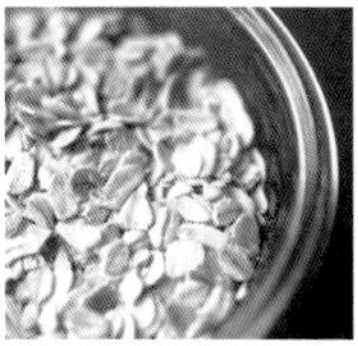

オートミールチップス・4バリエ

ポテトチップスと同じように、いろんな味変が
楽しめるのもオートミールチップスの魅力✨
保存袋などに密閉しておけばザクザク感も保てるので
まとめて作ってストックしても！

磯の香りが口に広がる のり塩味

フォロワーさんに
教えてもらった、
クセになる風味の〝のり塩〟。
ありがとうございます♥

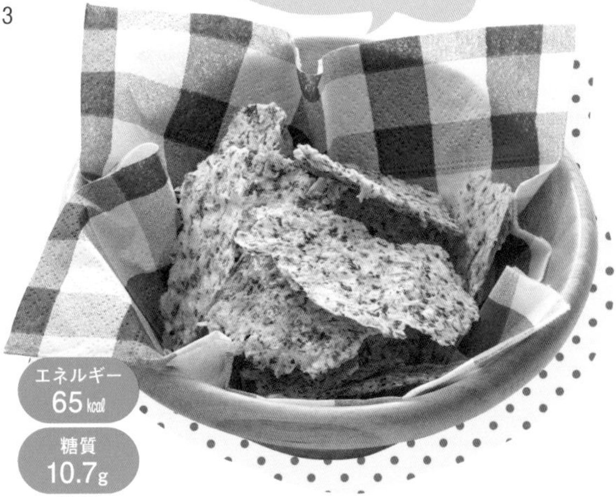

材料（作りやすい分量）

A［オートミール（ロールドオーツ）…大さじ３
　水…大さじ３〜４

青のり粉…小さじ１

塩…小さじ1/8

作り方

❶耐熱ボウルにAを入れ、ラップをしないで電子レンジ（600W）に30秒かける。熱いうちにオートミールをつぶすようにしながらスプーンで混ぜる。少し粘りが出たら青のり粉、塩を加えて混ぜ合わせる。

❷クッキングシートに①を薄く広げ、耐熱皿にのせて電子レンジ（600W）に４分30秒かける。取り出して上下を返し、電子レンジ（600W）に１〜２分かける。そのままおいて粗熱をとり、食べやすい大きさに割る。

エネルギー 65kcal

糖質 10.7g

（全量）

甘じょっぱさがたまらない 九州しょうゆ風味

甘口なのが特徴の
〝九州しょうゆ〟風の味付けが、
オートミールの風味と
相性抜群でハマる〜

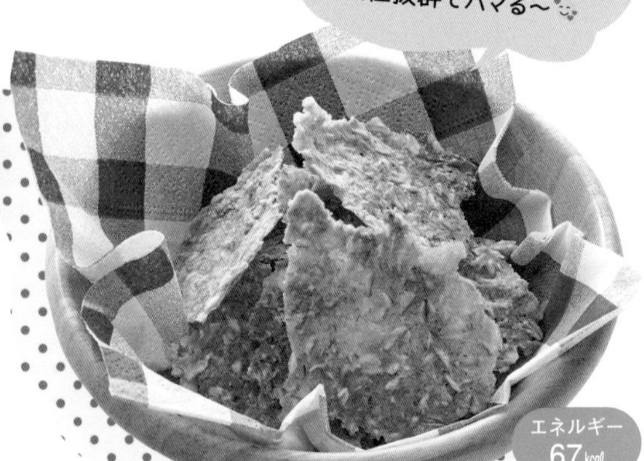

エネルギー 67kcal

糖質 11.2g

（全量）

材料（作りやすい分量）

A［オートミール（ロールドオーツ）…大さじ３
　水…大さじ３〜４

B［しょうゆ・天然甘味料（顆粒）
　　…各小さじ1/2
　顆粒チキンスープの素（中華風）…小さじ1/4

作り方

❶耐熱ボウルにAを入れ、ラップをしないで電子レンジ（600W）に30秒かける。熱いうちにオートミールをつぶすようにしながらスプーンで混ぜる。少し粘りが出たらBを加えて混ぜ合わせる。

❷クッキングシートに①を薄く広げ、耐熱皿にのせて電子レンジ（600W）に４分30秒かける。取り出して上下を返し、電子レンジ（600W）に１〜２分かける。そのままおいて粗熱をとり、食べやすい大きさに割る。

飽きのこないテッパンの味わい えびせん味

材料 (作りやすい分量)

A［オートミール(ロールドオーツ)…大さじ 3
　 水…大さじ 3 〜 4

桜えび(乾燥)…大さじ 1

塩… 1 つまみ

エネルギー 69 kcal
糖質 10.7g
(全量)

作り方

❶耐熱ボウルにAを入れ、ラップをしないで電子レンジ(600W)に30秒かける。熱いうちにオートミールをつぶすようにしながらスプーンで混ぜる。粘りが出たら桜えび、塩を加えて混ぜ合わせる。

❷クッキングシートに①を薄く広げ、耐熱皿にのせて電子レンジ(600W)に 4 分30秒かける。取り出して上下を返し、電子レンジ(600W)で 1 〜 2 分。そのままおいて粗熱をとり、食べやすい大きさに割る。

桜えびを
たっぷり加えたら、まさに
「やめられないとまらない味」に。
カルシウムも補給

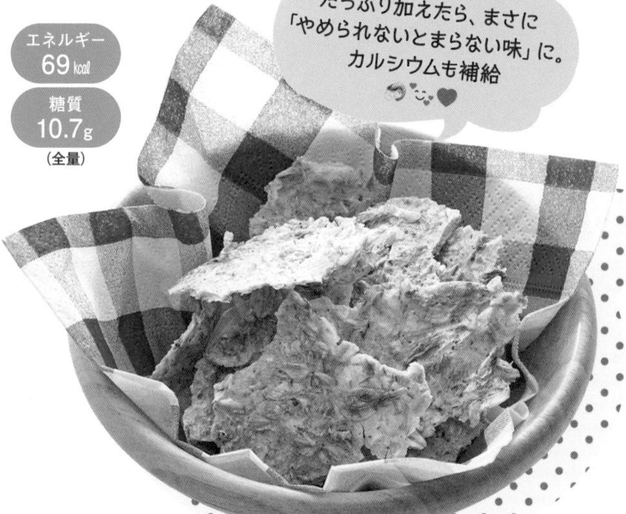

あとを引くスパイシーさ カレー味

スナック菓子の
定番フレーバー、カレー味
スパイシーな香りに
そそられます！

エネルギー 67 kcal
糖質 11.3g
(全量)

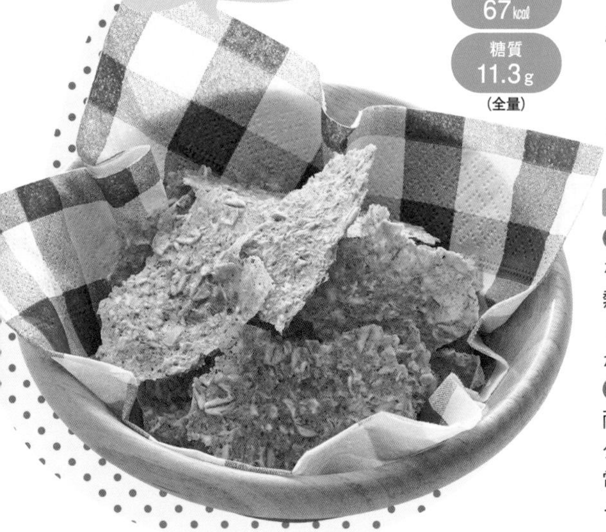

材料 (作りやすい分量)

A［オートミール
　　(ロールドオーツ)…大さじ 3
　 水…大さじ 3 〜 4

B［顆粒チキンスープの素(中華風)・
　　カレー粉…各小さじ1/3
　 塩…少々

作り方

❶耐熱ボウルにAを入れ、ラップをしないで電子レンジ(600W)に30秒かける。熱いうちにオートミールをつぶすようにしながらスプーンで混ぜる。少し粘りが出たらBを加えて混ぜ合わせる。

❷クッキングシートに①を薄く広げ、耐熱皿にのせて電子レンジ(600W)に 4 分30秒かける。取り出して上下を返し、電子レンジ(600W)に 1 〜 2 分かける。そのままおいて粗熱をとり、食べやすい大きさに割る。

バズレシピ 4

プリプリささ身のトマトピザ風

「ささ身は積極的に食べたいけど、パサパサ感が苦手」
という人に試してほしい！　まるでピザを食べているみたい、
驚くほどジューシーでささ身ということを忘れてしまいますよ♥

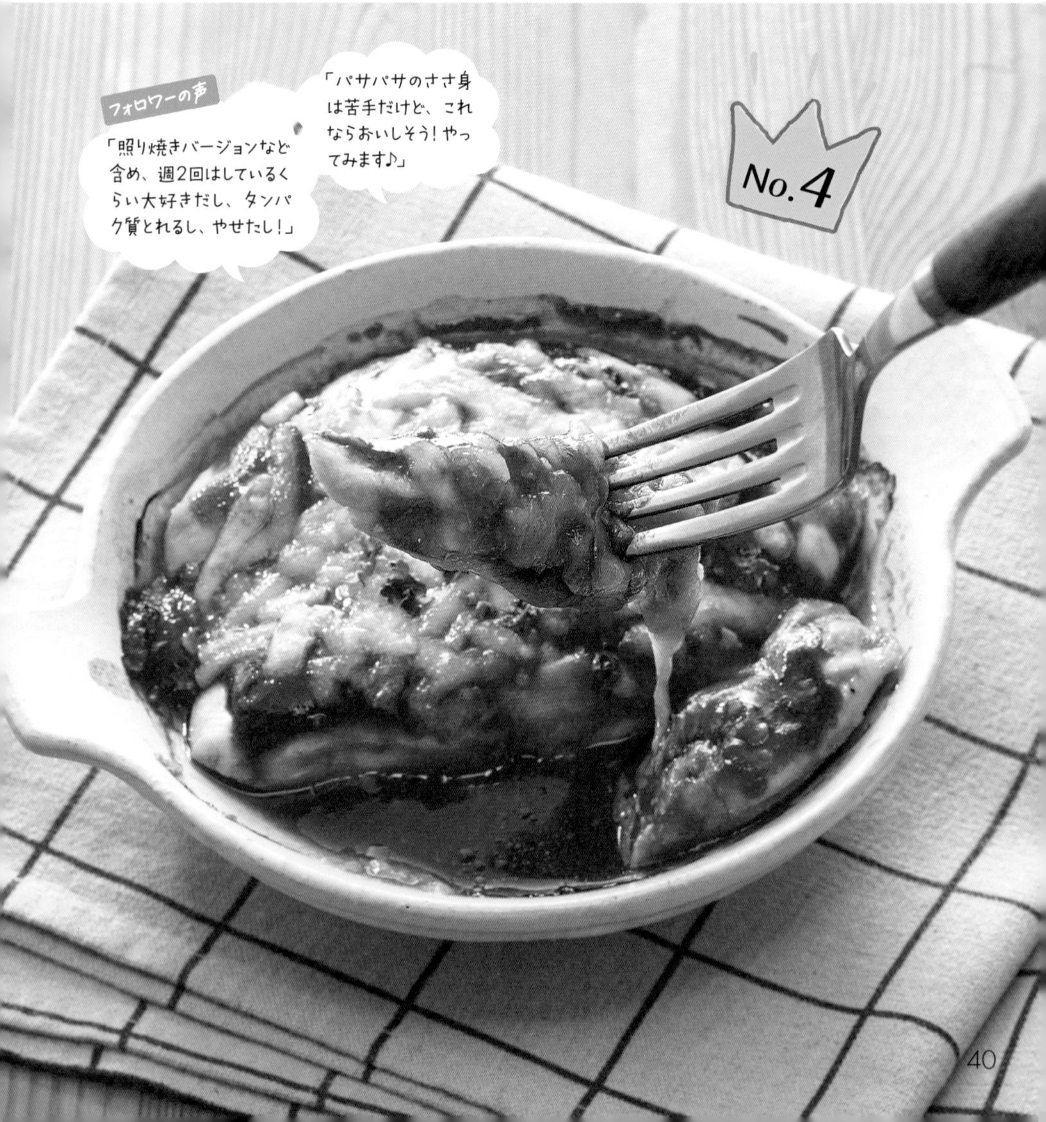

材料（2人分）

鶏ささ身… 4本(200g)

A
- トマトケチャップ…大さじ1
- 天然甘味料(顆粒)…大さじ1/2
- しょうゆ・顆粒チキンスープの素(中華風)…各小さじ1

ピザ用チーズ…適量

パセリ(みじん切り)…適宜

下準備

・オーブンは220℃に温めておく。

作り方

1

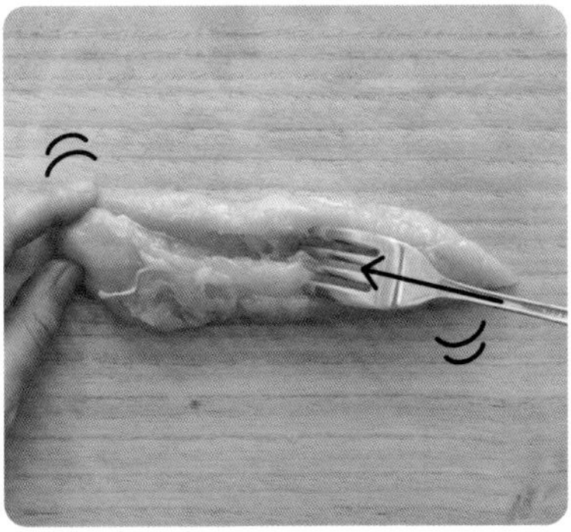

ささ身に穴をあける

ささ身は気になれば筋を除き、フォークで数か所刺す。Aは混ぜ合わせておく。

2

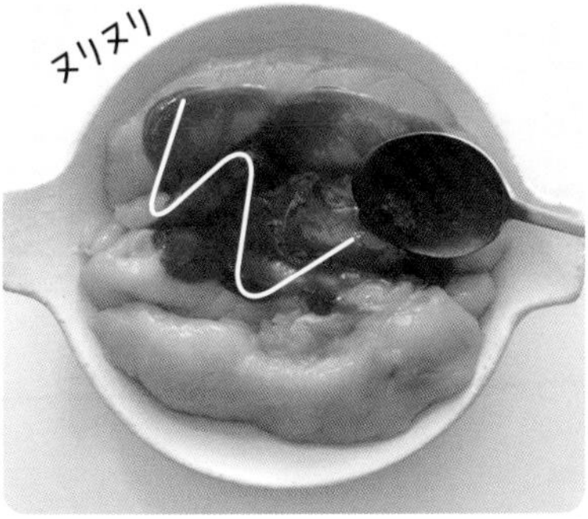

並べてソースを塗る

耐熱皿にささ身を並べてAを全体に塗り、220℃のオーブンで12〜15分焼いて火を通す。

3

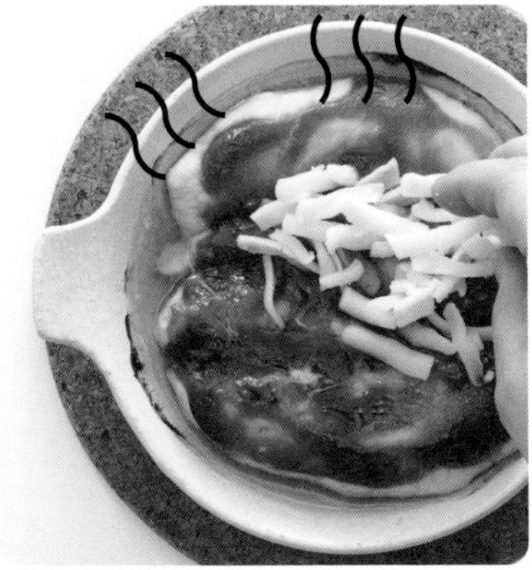

チーズをのせて さらに焼く

チーズを散らし、チーズが溶けるまでオーブンでさらに2〜3分焼き、好みでパセリをふる。

エネルギー 142kcal

糖質 2.9g

（1人分）

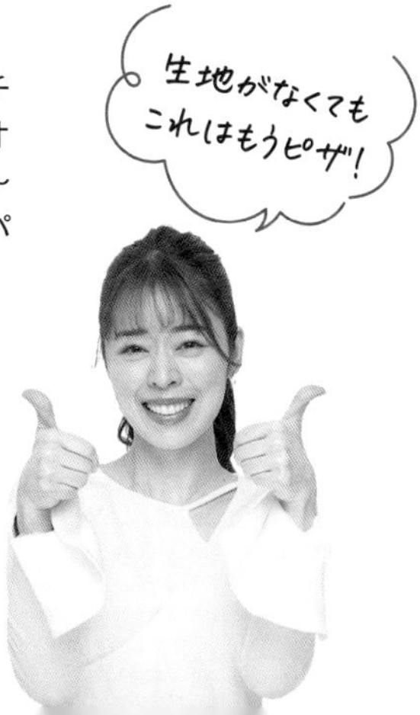

プリプリささ身のピザ風・4バリエ

いろんなアレンジを取り入れたら、
「毎日ささ身でもいいんじゃない？」っていうほど
おいしくて飽きのこない最高の食事
もうピザは食べなくても大丈夫です

はちみつの甘さに癒されます♥ ハニマスピザ風

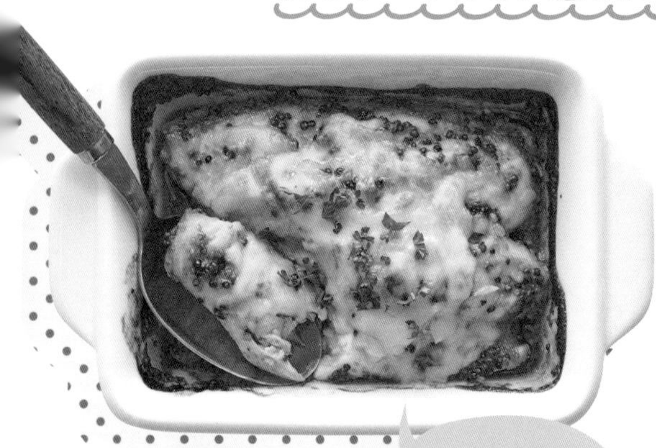

エネルギー 193kcal
糖質 10.1g
（1人分）

ハニーマスタード味は
最後の一口までとにかく
おいしい！ テッパンの
レシピです

材料（2人分）

鶏ささ身…4本(200g)

A
- しょうゆ・みりん…各大さじ1
- 粒マスタード…大さじ1
- はちみつ…大さじ1/2

ピザ用チーズ…適量
パセリ(みじん切り)…適宜

下準備

オーブンは220℃に温めておく。

作り方

❶ささ身は気になれば筋を除き、フォークで数か所刺す。Aは混ぜ合わせておく。
❷耐熱皿にささ身を並べてAを全体に回しかけ、220℃のオーブンで12～15分焼いて火を通す。チーズを散らし、チーズが溶けるまでさらに2～3分焼き、好みでパセリをふる。

みんな大好き 照り焼きチキンピザ風

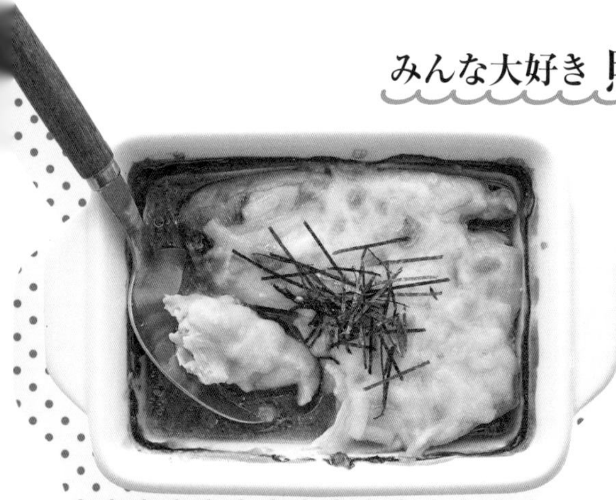

やっぱり大好き！
しょうゆやみりんの
風味がたまらない
照り焼きチキン風です♥

エネルギー 161kcal
糖質 4.5g
（1人分）

材料（2人分）

鶏ささ身…4本(200g)

A
- しょうゆ・酒・天然甘味料(シロップ)…各大さじ1
- みりん…大さじ1/2
- 片栗粉…小さじ1

ピザ用チーズ…適量
刻みのり…適宜

下準備

オーブンは220℃に温めておく。

作り方

❶ささ身は気になれば筋を除き、フォークで数か所刺す。Aは混ぜ合わせておく。
❷耐熱皿にささ身を並べてAを全体に回しかけ、220℃のオーブンで12～15分焼いて火を通す。チーズを散らし、チーズが溶けるまでさらに2～3分焼き、好みでのりを散らす。

甘辛さがクセになる韓国味 ヤンニョムピザ風

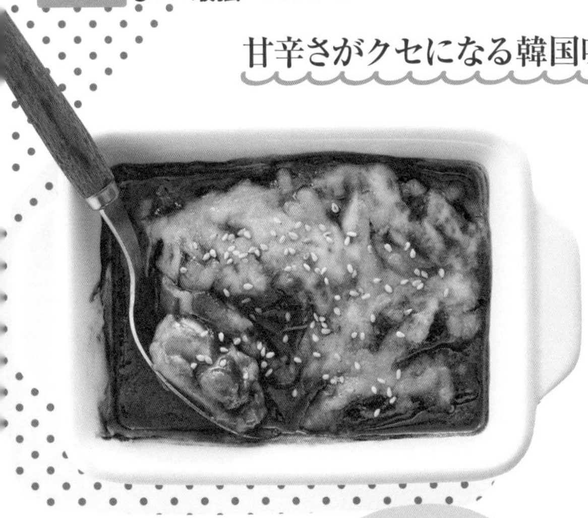

エネルギー 158kcal
糖質 5.6g
(1人分)

コチュジャンと
ケチャップってこんなに
合うんだって感動
辛うまです

材料 (2人分)

鶏ささ身… 4本(200g)

A
- コチュジャン・
  天然甘味料(シロップ)…各大さじ1
- しょうゆ・トマトケチャップ
  …各大さじ1/2
- にんにく(すりおろす)…小さじ1

ピザ用チーズ…適量
白いりごま…適宜

下準備

オーブンは220℃に温めておく。

作り方

❶ささ身は気になれば筋を除き、フォークで数か所刺す。**A**は混ぜ合わせておく。
❷耐熱皿にささ身を並べて**A**を全体に塗り、220℃のオーブンで12〜15分焼いて火を通す。チーズを散らし、チーズが溶けるまで2〜3分焼き、好みで白ごまをふる。

懐かしの定番の味 喫茶店のピザトースト風

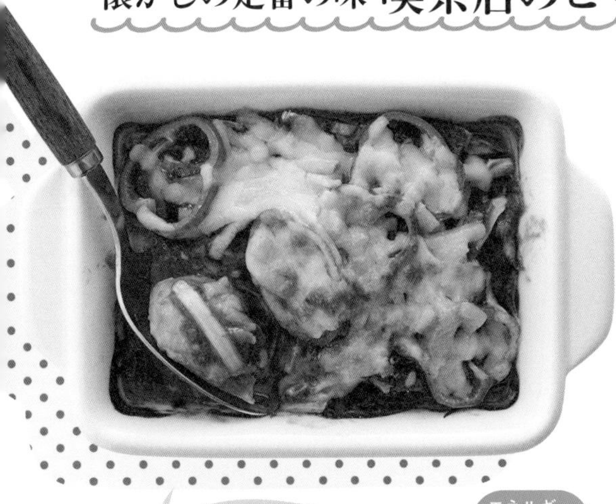

レトロな喫茶店の
ピザトーストをイメージ
ちょっぴり懐かしい
気分になります

エネルギー 162kcal
糖質 7.6g
(1人分)

材料 (2人分)

鶏ささ身… 4本(200g)
玉ねぎ(薄切り)…1/4個分
ピーマン(輪切り)…1/2個分

A
- トマトケチャップ…大さじ2
- 天然甘味料(シロップ)…大さじ1
- にんにく(すりおろす)…小さじ1
- 顆粒スープの素(洋風)…小さじ1/3

ピザ用チーズ…適量

下準備

オーブンは220℃に温めておく。

作り方

❶ささ身は気になれば筋を除き、フォークで数か所刺す。**A**は混ぜ合わせておく。
❷耐熱皿にささ身を並べて**A**の半量を全体に塗り、玉ねぎをのせる。残りの**A**を塗り、220℃のオーブンで12〜15分焼いて火を通す。ピーマンをのせてチーズを散らし、チーズが溶けるまでさらに2〜3分焼く。

バズレシピ ⑤

豆腐でダイエットきな粉もち

累計650万回再生突破♥ 日本一バズるおもちはレンチンで完成！
豆腐とは思えないモチモチ感は何度食べても飽きないおいしさです✨
小さなお子さんなどには食べやすいサイズに切ってあげてください。

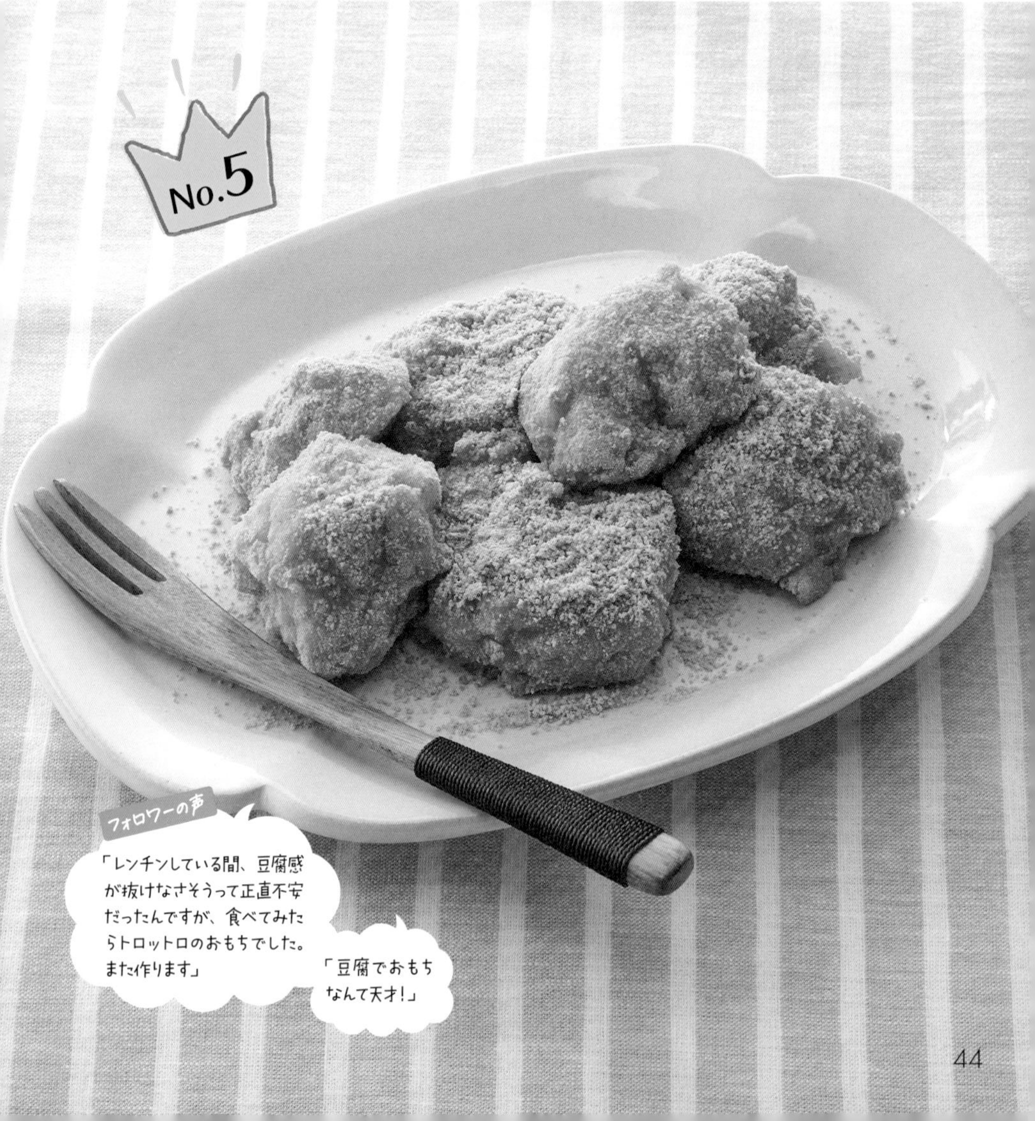

フォロワーの声

「レンチンしている間、豆腐感が抜けなさそうって正直不安だったんですが、食べてみたらトロットロのおもちでした。また作ります」

「豆腐でおもちなんて天才！」

材料（作りやすい分量）

絹ごし豆腐…1/2丁(150g)

A
- 片栗粉…大さじ3
- 天然甘味料(顆粒)…大さじ1

B
- きな粉…大さじ4
- 天然甘味料(顆粒)…大さじ2
- 塩…少々

作り方

1

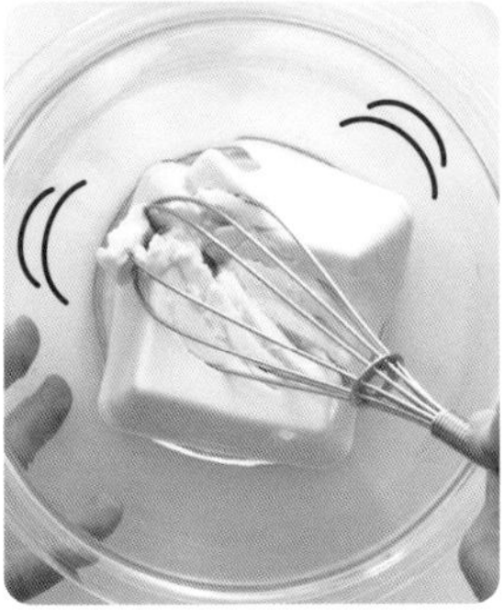

豆腐をなめらかに

耐熱ボウルに豆腐を入れ、泡立て器でなめらかになるまで混ぜる。

2

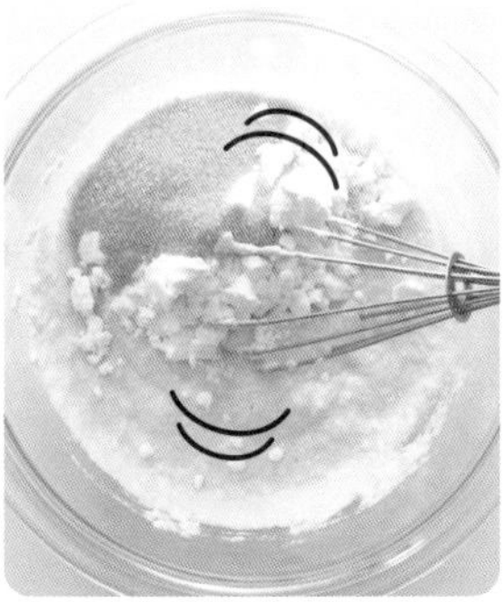

片栗粉を入れて混ぜる

Aを加え、混ぜ合わせる。

3

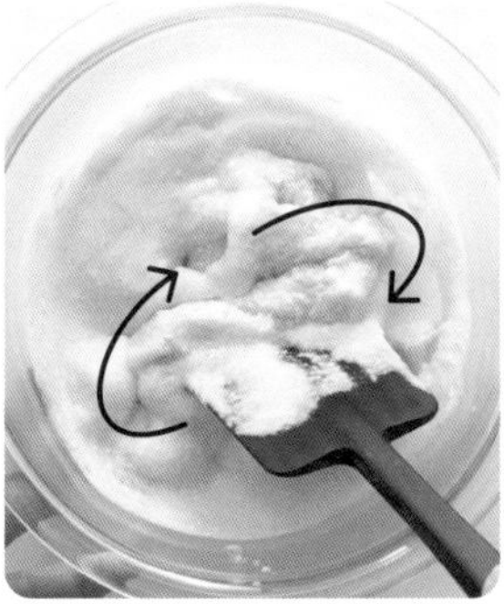

電子レンジで加熱して練る

ラップをしないで電子レンジ(600W)に1分かける。取り出して熱いうちにゴムべらでなめらかに練り混ぜる。

4

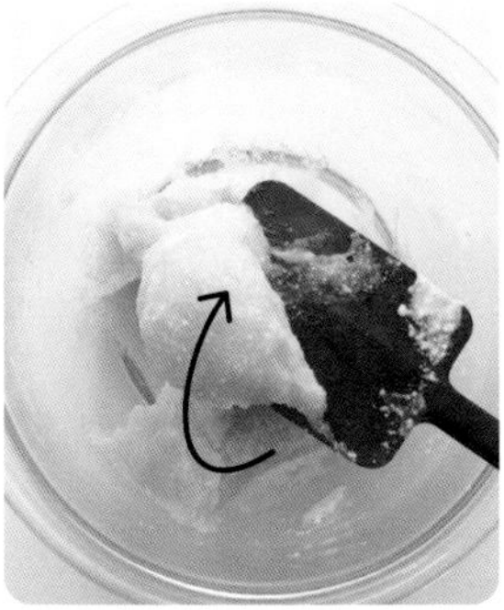

ツヤが出るまで練り混ぜる

③と同様に電子レンジに1分30秒かけ、つややかになるまで全体を練り混ぜる。

5

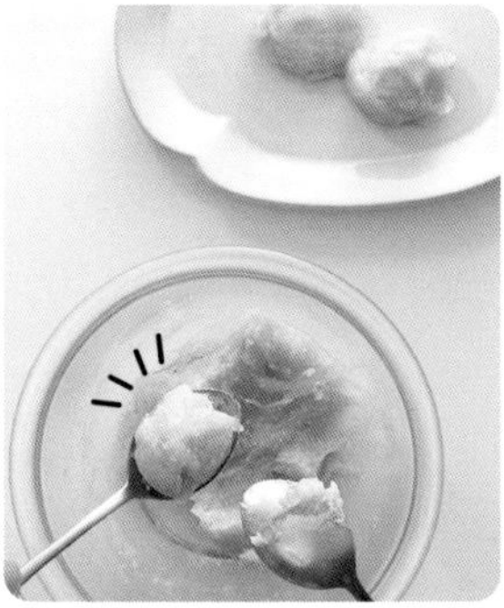

完成!!

スプーンでひと口大に

④をスプーンでひと口大にすくって器に盛り、混ぜ合わせたBをまぶす。

エネルギー 265kcal

糖質 25.7g

（全量）

豆腐でダイエットもち・4バリエ

プレーンなダイエットもちはクセのない味。
だから甘いもしょっぱいも、
おもちと同様な食べ方が楽しめるので、
どんどんチャレンジしてみて♥

チョコレートなしでも濃厚！ 生チョコもち

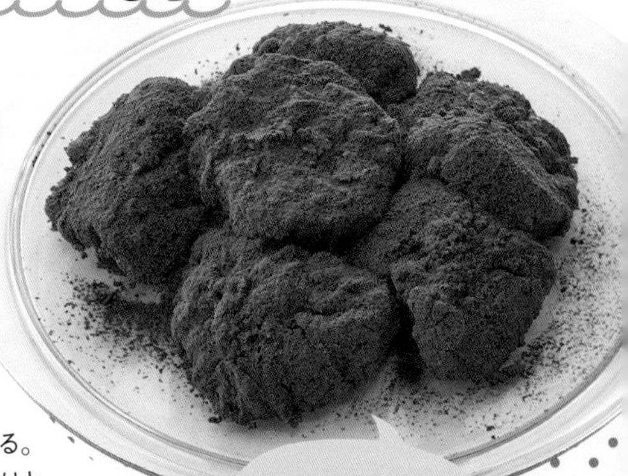

材料 （作りやすい分量）

絹ごし豆腐…1/2丁（150g）

A
- ココアパウダー・
  天然甘味料（顆粒）…各大さじ2
- 片栗粉…大さじ1

ココアパウダー…適宜

エネルギー 160kcal
糖質 11.1g
（全量）

作り方

❶耐熱ボウルに豆腐を入れ、泡立て器でなめらかに混ぜる。Aを加え、混ぜ合わせる。
❷ラップをしないで、電子レンジ（600W）に1分かける。取り出してゴムべらでなめらかに練り混ぜる。ふんわりとラップをし、電子レンジに1分30秒かける。
❸つややかになるまで全体を練り混ぜ、スプーンでひと口大にすくって器に盛り、好みでココアパウダーを全体にふる。

フォロワーさんから「ダイエット中にチョコが食べられて感動◡̈」の声、いただきました！

明太子を混ぜたダイエットもちを磯部風にのりで巻いて♥ 甘くないバージョンです！

食事の代わりにもなる のり明太もち

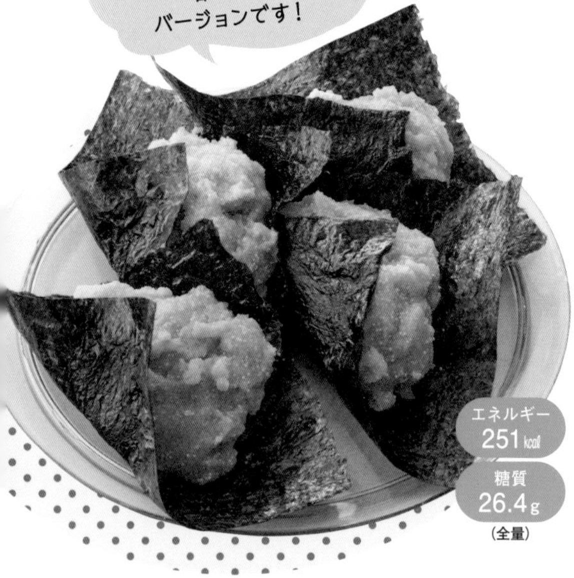

材料 （作りやすい分量）

絹ごし豆腐…1/2丁（150g）

A
- からし明太子
  （またはたらこ／皮を除いてほぐす）…1腹分
- 片栗粉…大さじ3
- 顆粒チキンスープの素（中華風）…小さじ1

焼きのり（4等分に切る）…1枚分

エネルギー 251kcal
糖質 26.4g
（全量）

作り方

❶耐熱ボウルに豆腐を入れ、泡立て器でなめらかに混ぜる。Aを加え、混ぜ合わせる。
❷ラップをしないで、電子レンジ（600W）に1分かける。取り出してゴムべらでなめらかに練り混ぜ、ふんわりとラップをし、電子レンジに1分30秒かける。つややかになるまで全体を練り混ぜる。
❸器に焼きのりを並べる。②をスプーンですくってのせ、のりで包む。

やさしい甘みが魅力 抹茶きな粉もち

材料（作りやすい分量）

絹ごし豆腐…1/2丁（150g）

A
- 片栗粉…大さじ3
- 天然甘味料（顆粒）…大さじ1
- 抹茶パウダー…大さじ1

B
- きな粉…大さじ4
- 天然甘味料（顆粒）…大さじ2
- 塩…少々

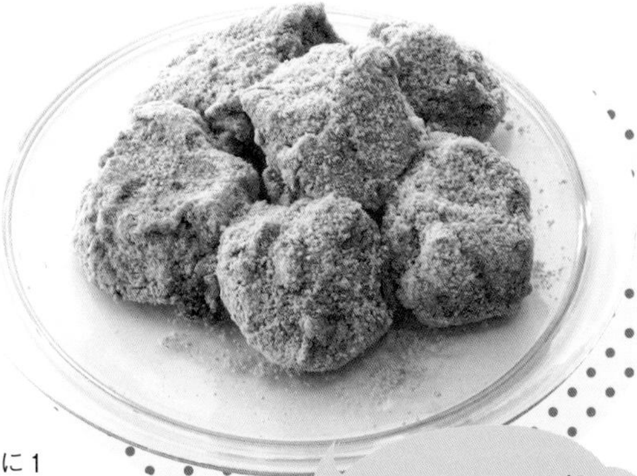

作り方

❶耐熱ボウルに豆腐を入れ、泡立て器でなめらかに混ぜる。Aを加え、混ぜ合わせる。

❷ラップをしないで、電子レンジ（600W）に1分かける。取り出してゴムべらでなめらかに練り混ぜ、同様に電子レンジに1分30秒かける。つややかになるまで全体を練り混ぜる。

❸②をスプーンでひと口大にすくって器に盛り、混ぜ合わせたBをまぶす。

エネルギー 278kcal
糖質 26.0g
（全量）

基本のきな粉もちに
抹茶を加えた
バージョンは激うま
抹茶の香りに癒やされる～

しょうゆの風味が食欲をそそる みたらしもち

材料（作りやすい分量）

絹ごし豆腐…1/2丁（150g）

A
- 片栗粉…大さじ3
- 天然甘味料（顆粒）…大さじ1

B
- 水…大さじ2
- みりん・しょうゆ…各大さじ1
- 片栗粉…大さじ1/2

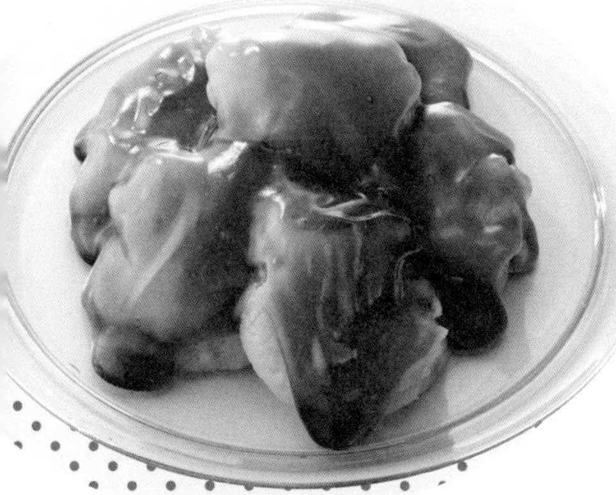

作り方

❶耐熱ボウルに豆腐を入れ、泡立て器でなめらかに混ぜる。Aを加え、混ぜ合わせる。

❷ラップをしないで、電子レンジ（600W）に1分かける。取り出してゴムべらでなめらかに練り混ぜ、同様に電子レンジに1分30秒かける。つややかになるまで全体を練り混ぜる。

❸耐熱容器にBを混ぜ合わせる。電子レンジ（600W）に40秒かけて混ぜる。とろみが足りなければさらに電子レンジに30秒かけて混ぜる。

❹②をスプーンでひと口大にすくって器に盛り、③をかける

エネルギー 247kcal
糖質 36.5g
（全量）

みんな大好き、
トロ～リ甘じょっぱい
みたらしをたっぷりと
まとわせて

ダイエット中に

ヘルシードリンク3

朝食やおやつ代わりに、手軽な飲み物はいかが？
ダイエットにも美容にもいい材料で、ティータイムをおいしくヘルシーに！

身体の熱を
たっぷりトマトで
クールダウン
すっきりデトックス

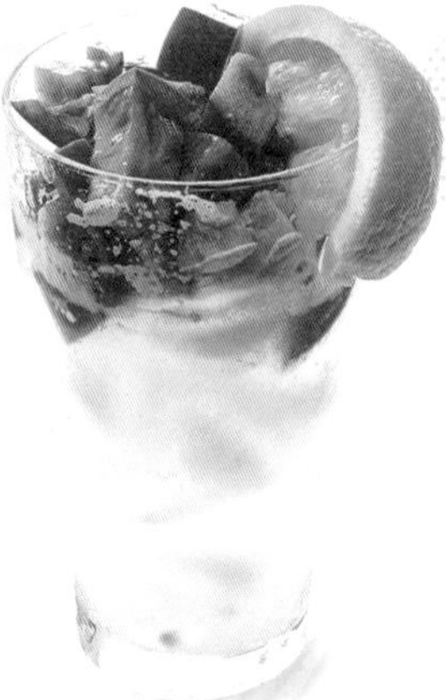

食べすぎ リセットウォーター

材料 (1人分)

トマト…1/2個
レモン(くし形切り)… 1切れ
炭酸水（無糖）… 1カップ

作り方

1 トマトは1cm角に切る。
2 グラスに氷適量、①を入れる。レモンを絞り入れ、炭酸を注ぐ。好みで岩塩少々(分量外)をふってもよい。

メープルシロップ×
コーヒーで黒蜜を演出
気になる方は
デカフェでどうぞ

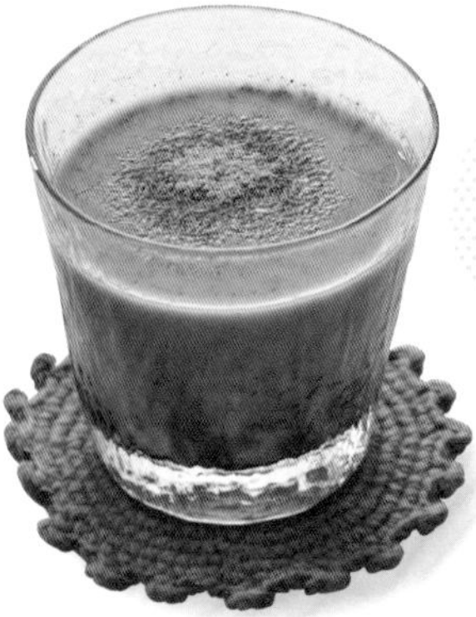

黒蜜風味の豆乳ドリンク

材料 (1人分)

メープルシロップ
…大さじ1/2～1
インスタントコーヒー… 1つまみ
無調整豆乳… 1カップ
きな粉…適宜

作り方

1 グラスにメープルシロップを入れ、コーヒーを加える。豆乳を注ぎ、好みできな粉をふる。飲むときに混ぜる。

ルイボスチャイラテ

材料 (1人分)

ルイボスティー
(ティーバッグ)… 1個
A
- シナモンパウダー …小さじ1/2
- しょうが(すりおろす)…小さじ1
- 天然甘味料(シロップ)…適宜

無調整豆乳(温める)…1/2カップ

シナモンと
しょうがの香りが
効いたソイティーラテ
内側からホッと
温まります

作り方

1 耐熱カップにルイボスティーを入れ、湯1/2カップ(分量外)を注ぎ、濃いめに抽出する。
2 Aを入れてよく混ぜ、豆乳を注ぐ。

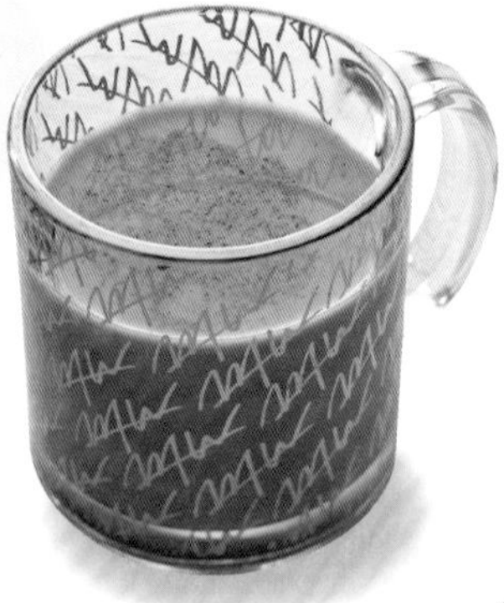

PART 3

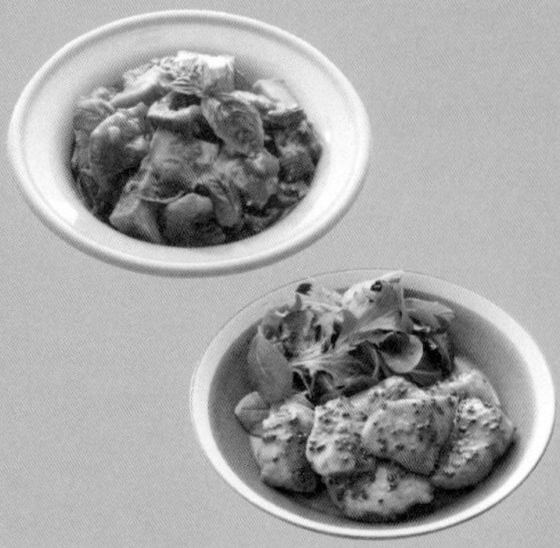

効率よくタンパク質をチャージ
プロテイン
おかず＆スープ

プロテイン＝タンパク質がたっぷりとれるメニューを
ピックアップ！　筋肉の材料となるタンパク質は
ダイエット中に意識的に補うべき栄養素です。
そのために、とくに私が日頃から
頼りにしているのが「鶏肉」、「卵」、「大豆製品」。
脂質が少なく、タンパク質が豊富なのは
もちろん、お手頃で身近なのでデイリーに
買いやすいというのもポイント！
日々の献立に役立ててくださいね。

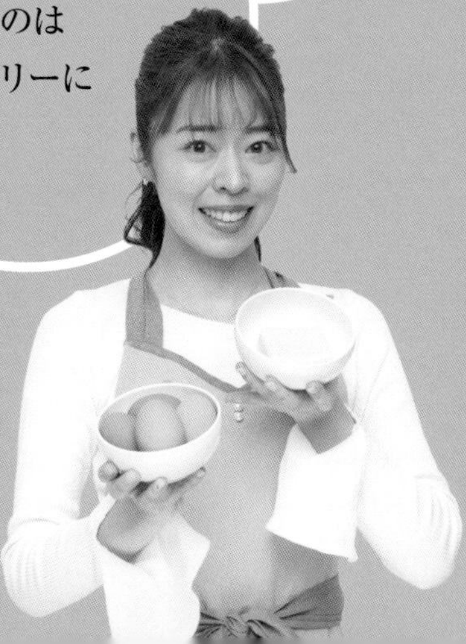

チキンで

肉類のなかでも脂質が少なく、低カロリーな鶏肉。ささ身はとくに高タンパクでおすすめな食材です。むね肉はタンパク質の代謝に欠かせないナイアシン(ビタミンB_3)、もも肉はビタミンAが豊富。

ヘルシーポイント

淡泊な味わいのささ身に、風味豊かな青のり粉をまぶして物足りなさを解消！ 青のりで、ダイエット中に欠かせないミネラルなどをカバーできますよ。

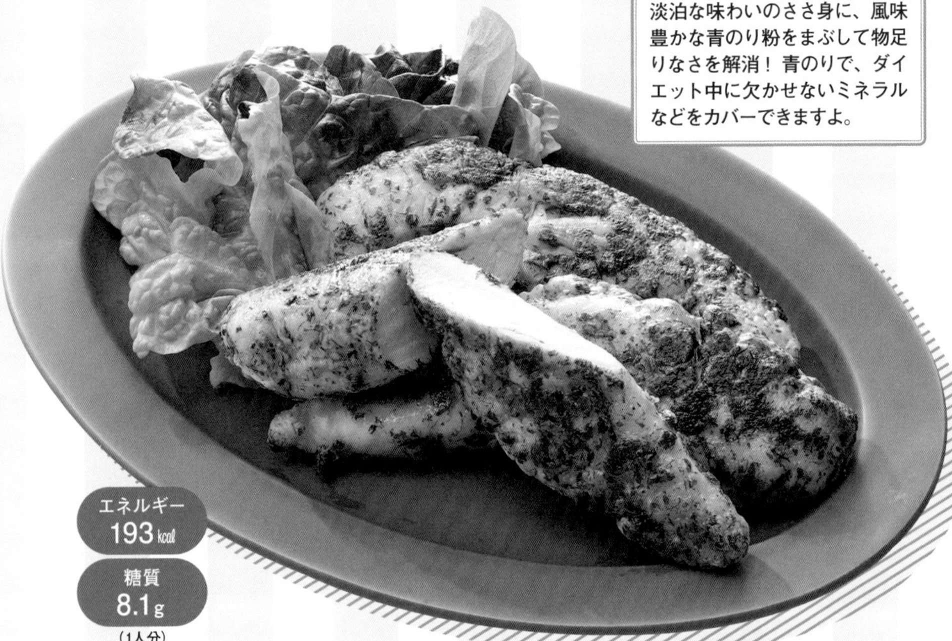

エネルギー 193kcal
糖質 8.1g
(1人分)

ささ身のジューシー青のり焼き

油少なめでも衣にひと工夫すれば、パサつかずジューシーに！
青のりが香ばしくて、子どもも大人もハマる味

材料(2人分)

鶏ささ身… 5本(250g)
A
- 片栗粉…大さじ2
- 酒・青のり粉 …各大さじ1
- 塩・顆粒だしの素 …各小さじ1/2

オリーブ油…大さじ1/2
リーフレタス…適宜

作り方

1. ささ身は気になれば筋を除いてポリ袋に入れ、Aを加えてもみ込み、10分ほどおく。
2. フライパンにオリーブ油を中火で熱し、①を並べて3～4分こんがりと焼く。上下を返し、さらに3～4分こんがりと焼いて火を通す。器に盛り、好みでリーフレタスを添える。

レンジ蒸しささ身のさっぱり梅じそあえ

梅干しの酸味と青じその香りが爽やか！ でき立てでも冷やしても楽しめます。レンチンでサッと作れるので、あと一品欲しいときに役立ちます

材料 (1～2人分)

鶏ささ身… 3本(150g)
A［酒…大さじ1
　 塩・こしょう…各少々
青じそ(せん切り)… 2～3枚分
梅干し(種を除いて果肉をたたく)
　… 1個分
ぽん酢じょうゆ…小さじ1
白いりごま…適量

作り方

1. ささ身は気になれば筋を除き、耐熱ボウルに重ならないように並べる。Aをもみこんで10分ほどおく。
2. ふんわりとラップをし、電子レンジ(600W)に4分ほどかける。そのままおいて粗熱をとり、食べやすい大きさにほぐす。
3. 青じそ、梅干し、ぽん酢じょうゆを加えて混ぜ合わせ、白ごまをふる。

ヘルシーポイント

電子レンジを活用してノンオイル調理に。ぽん酢じょうゆを使ったさっぱり味ながら、青じそ、梅干し、白ごまの風味が複雑に混じり合い、味が足りないと感じることはありません。

エネルギー 89kcal
糖質 1.1g
(1人分)

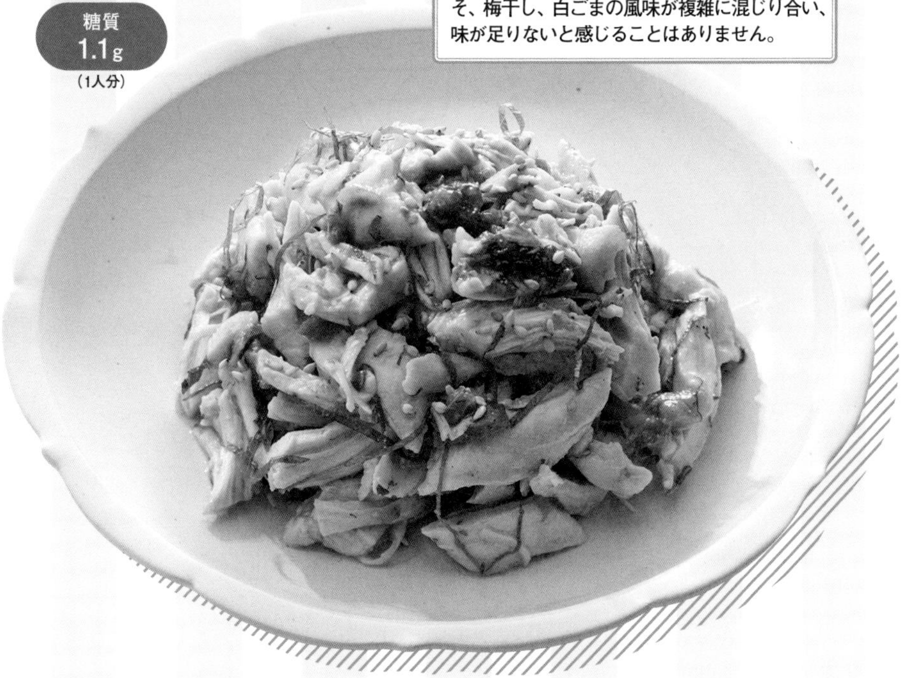

チキンで

青じそとチーズのささ身ロール

チーズの塩けと青じそ&ごま油の風味で、味付けナシでも箸が進む！
切り分けた断面がキレイなので、お弁当おかずにもおすすめですよ

材料（1～2人分）

鶏ささ身… 3本（150g）
青じそ… 6枚
さけるチーズ（3等分にさく）
　… 2～3本
片栗粉…大さじ1
ごま油…大さじ1/2
ぽん酢じょうゆ…適宜

ヘルシーポイント

ささ身同様、高タンパク質なさけるチーズを挟んで、ヘルシーにボリュームアップ。ジューシーさも加わっていいことずくめ！　ゴロッと大ぶりに切り分けて。

作り方

1. ささ身は気になれば筋を除き、中央に切り目を1本入れて観音開きにする。青じそを並べてのせ、中央にチーズ1/3量をのせる。ささ身を閉じて包み、片栗粉をまぶす。同様に計3個作る。
2. フライパンにごま油を中火で熱し、①を並べる。へらで押さえながら2～3分こんがり焼いて上下を返してふたをし、さらに2～3分焼く。食べやすく切り分けて器に盛り、好みでぽん酢じょうゆをかける。

エネルギー 196kcal
糖質 4.2g
（1人分）

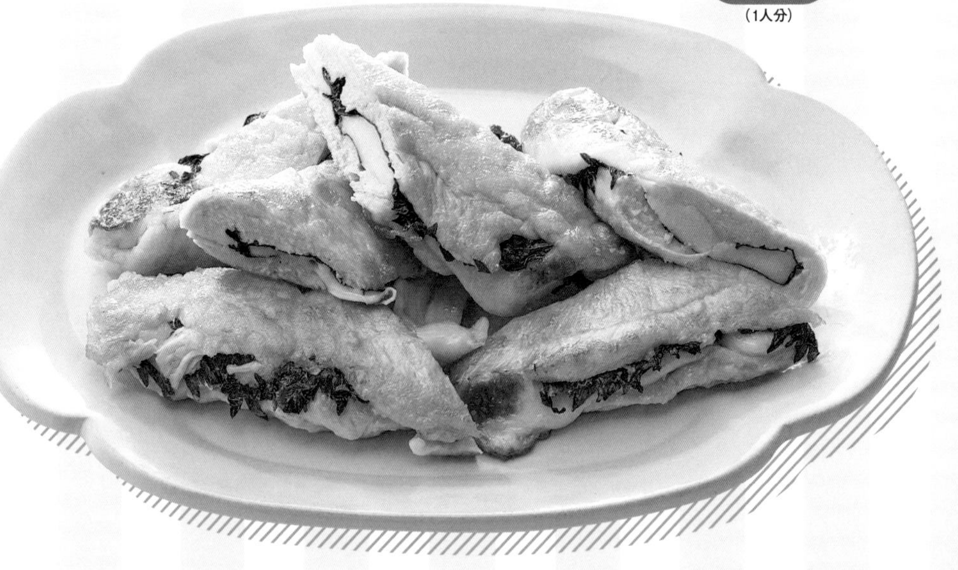

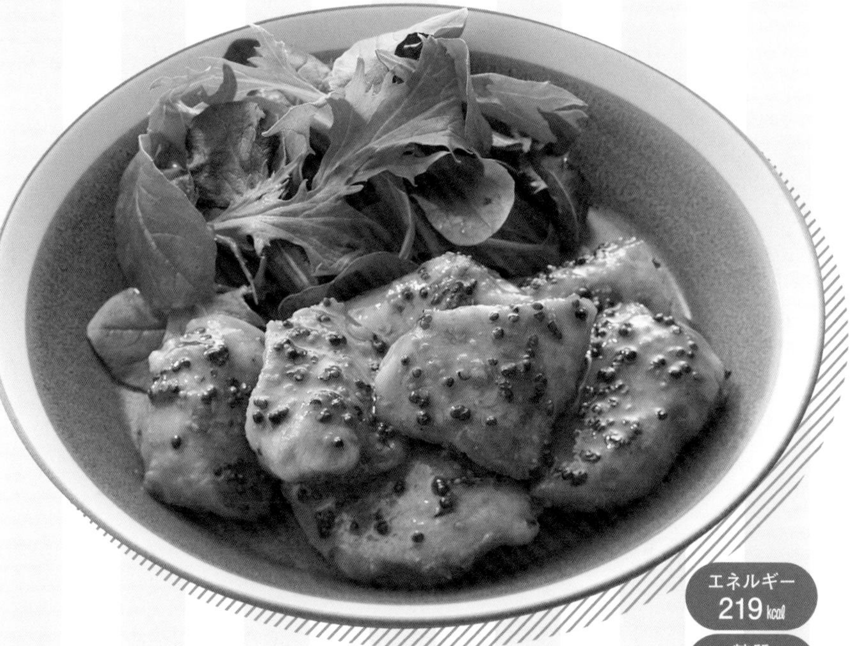

エネルギー
219kcal

糖質
12.2g
(1人分)

ハニーマスタードチキン

鶏むね肉に下味をもみ込み、片栗粉をまぶすことで、ふっくら柔らかく。
定番のハニーマスタード味は、しょうゆとみりんを加えると深みが増しますよ

材料（2～3人分）

鶏むね肉…大１枚(300g)

A［酒…大さじ１
　塩・こしょう…各少々

片栗粉…大さじ１

B［粒マスタード・しょうゆ・
　みりん・はちみつ
　…各大さじ１

植物油…大さじ1/2

ベビーリーフ…適宜

作り方

1. 鶏肉は皮と脂肪を除いてそぎ切りにし、Aをもみ込んで10分ほどおき、片栗粉をまぶす。Bは混ぜ合わせておく。
2. フライパンに植物油を中火で熱し、①の鶏肉を並べる。３～４分焼いて上下を返す。さらに３～４分焼いて火を通し、Bを加えて絡める。器に盛り、好みでベビーリーフを添える。

ヘルシーポイント

もともと脂質の少ない鶏むね肉ですが、ひと手間かけて余分な皮や脂肪は除いておくとヘルシー度がいっそうアップします。同時に特有のクセも抑えられて一石二鳥！

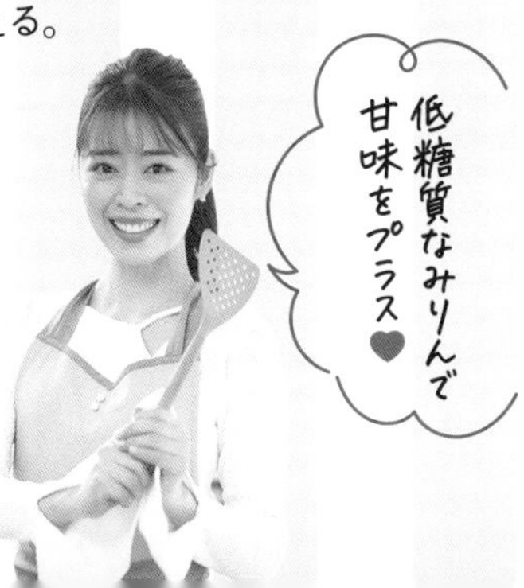

チキンで

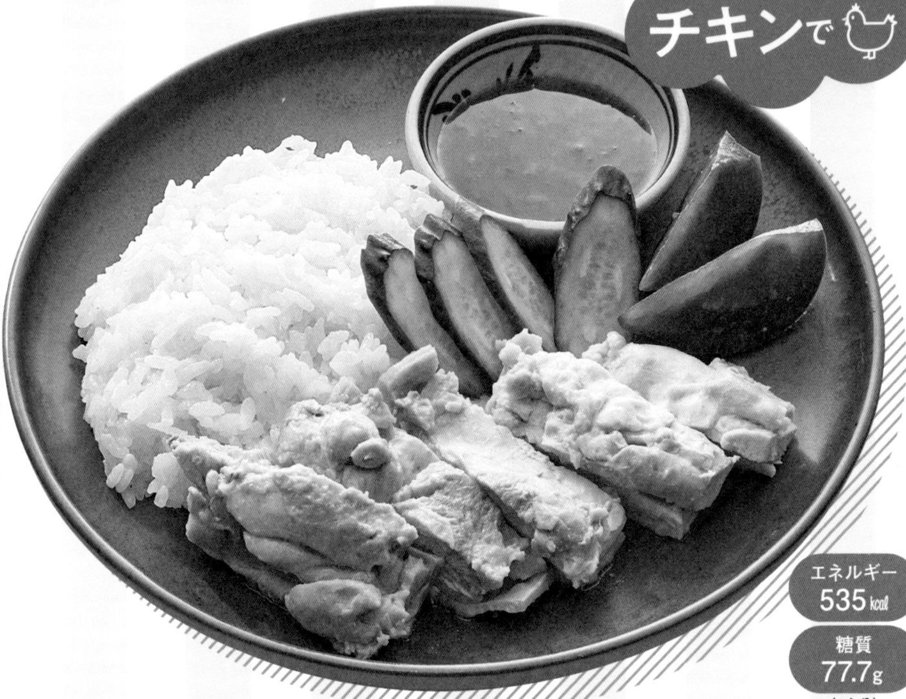

エネルギー
535kcal
糖質
77.7g
（1人分）

炊飯器でシンガポールチキンライス

ホロホロと柔らかく炊けた鶏肉と、鶏肉のうまみをたっぷり含んだご飯が絶品
ご飯とおかずが同時にできちゃう神レシピは、忙しい日に頼りになります！

材料（2～3人分）

米…360mℓ（2合）
鶏もも肉…大1枚（300g）
塩…小さじ1
A
- 顆粒チキンスープの素（中華風）…小さじ1
- しょうが・にんにく（すりおろす）…各小さじ1/2

トマト（くし形に切る）・きゅうり（斜め薄切り）…各適宜
ナンプラー・スイートチリソース…各適宜

作り方

❶ 米は洗って30分浸水させ、ざるに上げる。鶏肉はフォークで数か所、皮側に穴をあける。全体に塩をよくもみ込み、10分ほどおく。

❷ 炊飯器※の内釜に米、水1カップ（分量外）、**A**を入れてサッと混ぜ、①の鶏肉を皮側を上にしてのせる。3合目の目盛りまで水（分量外）を足し、通常どおり炊飯する。

❸ 鶏肉は取り出し、食べやすく切り分ける。ご飯を器に盛り、鶏肉を添える。好みでトマト、きゅうりを添えたり、ナンプラー、スイートチリソースをかける。

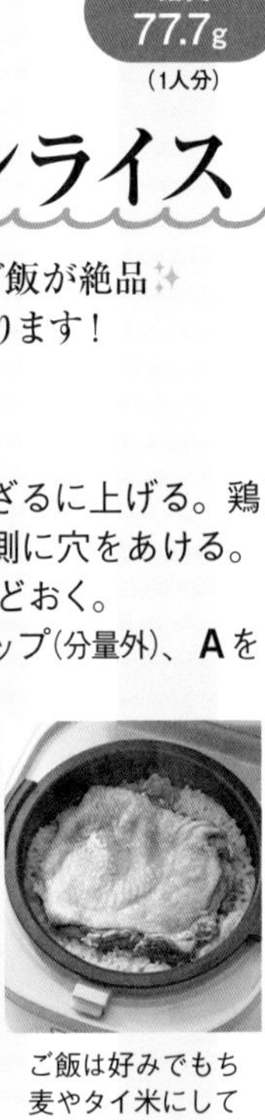

ご飯は好みでもち麦やタイ米にしてもおいしい。

※お使いの炊飯器の取扱説明書をよく読み、調理が可能か事前にご確認ください。

揚げないヘルシーチキンナゲット

豆腐ナゲットは油ハネしやすくて恐怖だった私
「じゃあそのまま焼けばいいじゃーん」ってことで！
揚げ焼きすらせず、焼くだけで十分おいしかったのでおすすめです

材料（2〜3人分）

鶏ひき肉（むね）…400g
絹ごし豆腐…1/2丁（150g）
A
- マヨネーズ・しょうゆ・片栗粉…各大さじ1
- 顆粒スープの素（洋風）・にんにく（すりおろす）…各小さじ1
- 塩…小さじ1/4

パセリ・トマトケチャップ…各適宜

作り方

1. ひき肉、豆腐は厚手のポリ袋に入れ、Aを加えてよく練り混ぜる。
2. ポリ袋の端を少し切り、①をフライパンにひと口大ずつ丸く落とす。ふたをして中火にかけ、3分ほど蒸し焼きにして上下を返し、同様に3分ほど焼いて火を通す。器に盛り、好みでパセリ、トマトケチャップを添える。

ヘルシーポイント

たっぷりの油に泳がせて揚げるよりも、油を使わず蒸し焼きにするほうがカロリーも脂質もダウンします。フライパンでこんがりと焼くだけのこのレシピはさらにヘルシー。

エネルギー 302kcal
糖質 4.3g
（1人分）

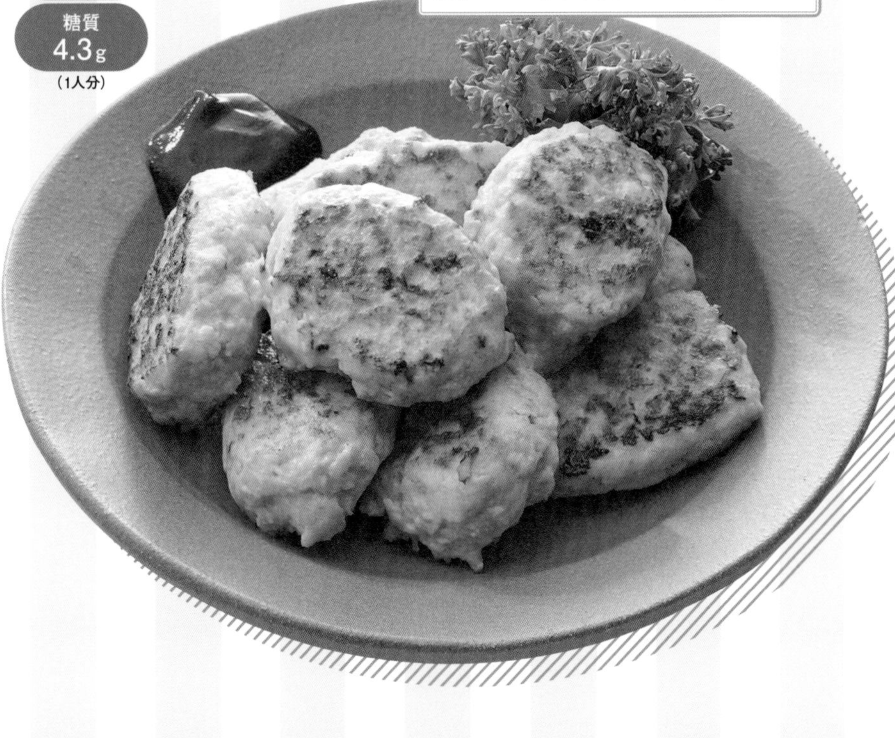

卵で

完全栄養食品といわれ、タンパク質のほか、ビタミンやミネラルが豊富な卵。朝食がとれなかったときはゆで卵1個食べておくだけでも安心です。美肌や美髪効果も期待できるので、必ず常備しています。

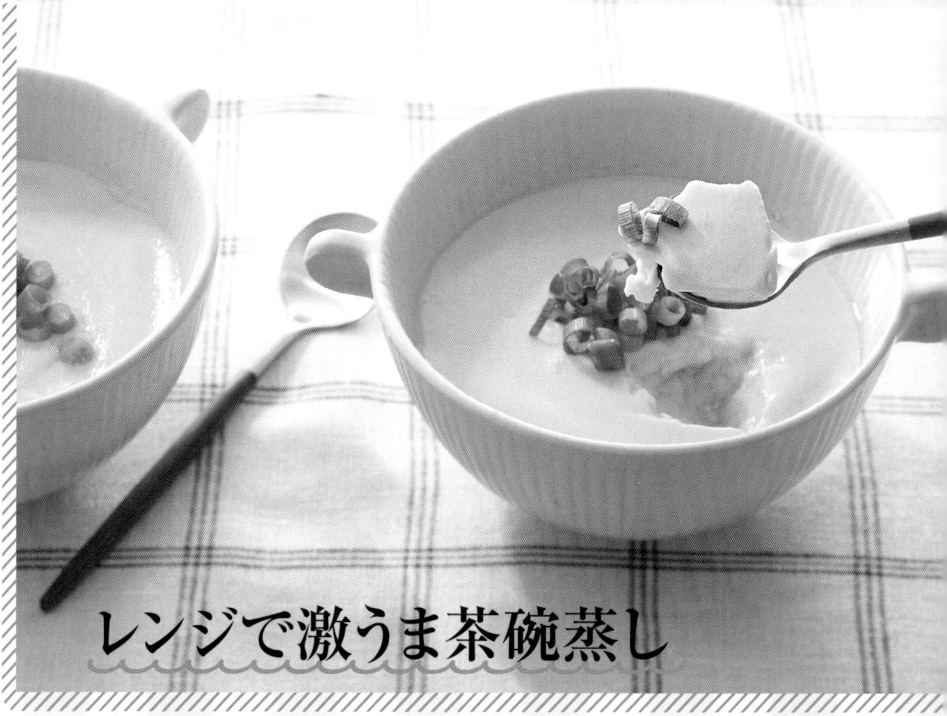

レンジで激うま茶碗蒸し

簡単すぎて殿堂入り！ 小腹が減ったときにも、
もう一品おかずを足したいときにもおすすめ✨
めんつゆは顆粒チキンスープの素（小さじ1/2）に代えても✌
複数作る場合、電子レンジには1個ずつかけてくださいね。

エネルギー 90 kcal
糖質 1.8 g
（1人分）

材料（1人分）

卵… 1個
めんつゆ（2倍濃縮）…小さじ2
細ねぎ（小口切り）…適宜

作り方

1. 耐熱カップに卵を割りほぐし、水1/2カップ（分量外）、めんつゆを加えて混ぜ合わせる。
2. ふんわりとラップをし、電子レンジ（600W）に1分30秒～1分50秒かける。そのまま1分ほどおいて余熱で火を通し、好みで細ねぎをのせる。

ふわトロ！ レンジかにたま

簡単すぎて、おいしすぎて本当に教えたいレシピ！ 卵は完全栄養食なのはもちろん、かに風味かまぼこもタンパク質が豊富なんです

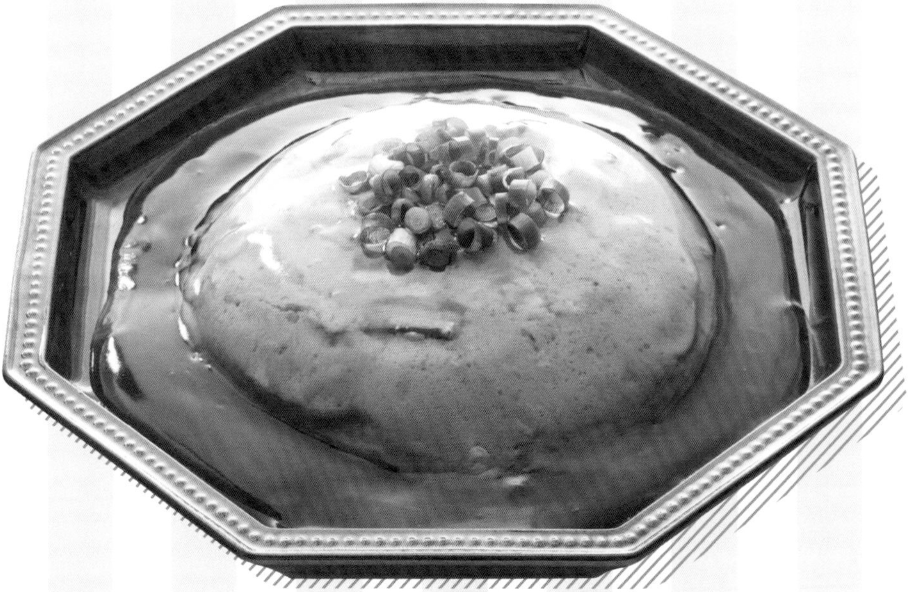

材料 (2人分)

絹ごし豆腐…1/2丁(150g)
卵…1個
A
- 水…大さじ1
- 顆粒チキンスープの素(中華風)…小さじ1/2

かに風味かまぼこ…2本
B
- 水…大さじ5
- めんつゆ(2倍濃縮)…大さじ2
- 片栗粉…小さじ2

細ねぎ(小口切り)…適宜

エネルギー 116kcal
糖質 7.0g
(1人分)

作り方

1. 耐熱ボウルに豆腐を入れ、なめらかに混ぜる。卵を割り入れてよく溶きほぐし、Aを加えて混ぜる。かに風味かまぼこをほぐして加え、サッと混ぜる。
2. ラップをせずに電子レンジ(600W)に2分かけ、取り出して全体を混ぜる。同様に電子レンジに1分かけ、器に盛る。
3. Bを別の耐熱ボウルに混ぜ合わせ、電子レンジ(600W)に1分ほどかけ、よく混ぜて②にかける。好みで細ねぎをのせる。

ヘルシーポイント

フライパンで作ると油が気になりますが、電子レンジ調理でノンオイルを実現。砂糖たっぷりの甘酢あん代わりにめんつゆベースのやさしい和風あんに代えるのもお忘れなく。

卵で

トロ〜リ かきたまスープ

夜中にどうしてもお腹がすいてしまったら、このスープの出番！
やさしく食欲を満たしてくれます。胃腸が弱っているとき、かぜ気味のときにも

材料（2〜3人分）

溶き卵… 1個分
絹ごし豆腐（さいの目に切る）
…1/2丁分（150g）

A
- 水… 3カップ
- 顆粒チキンスープの素（中華風）…大さじ 1
- しょうゆ…小さじ 1
- しょうが（すりおろす）…小さじ1/2

B
- 水…大さじ 2
- 片栗粉…大さじ 1

エネルギー 74kcal
糖質 4.3g
（1人分）

作り方

1. 鍋にAを入れて中火で温め、フツフツしてきたら豆腐を加える。Bを混ぜ合わせる。
2. 再びフツフツとしてきたら一度、火を止める。Bを回し入れてとろみをつけ、再度煮立たせる。
3. 溶き卵を細く回し入れ、卵がふんわりと浮き上がったら器に盛る。

ヘルシーポイント

水溶き片栗粉でとろみをつけるので満腹感が得やすく、献立の汁物としてはもちろん、夜食や軽食としてもピッタリ。とろみで冷めにくく、お腹がじんわり温まるのもうれしい！

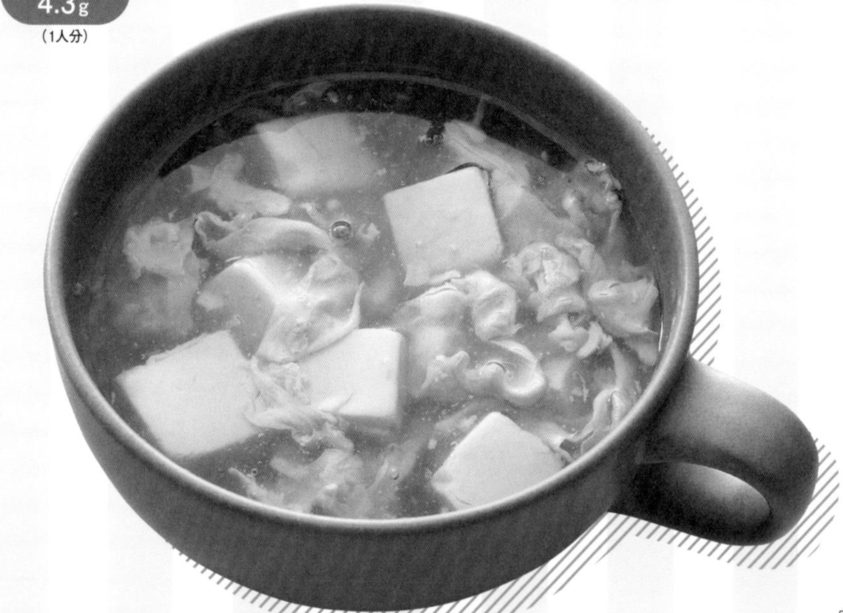

ヘルシーポイント

ダイエット中は定番の朝ごはん。朝から卵のタンパク質とキャベツの食物繊維がとれるので、日中の血糖値が安定してやせやすくなったと実感しています。

エネルギー 156kcal
糖質 2.3g
（1人分）

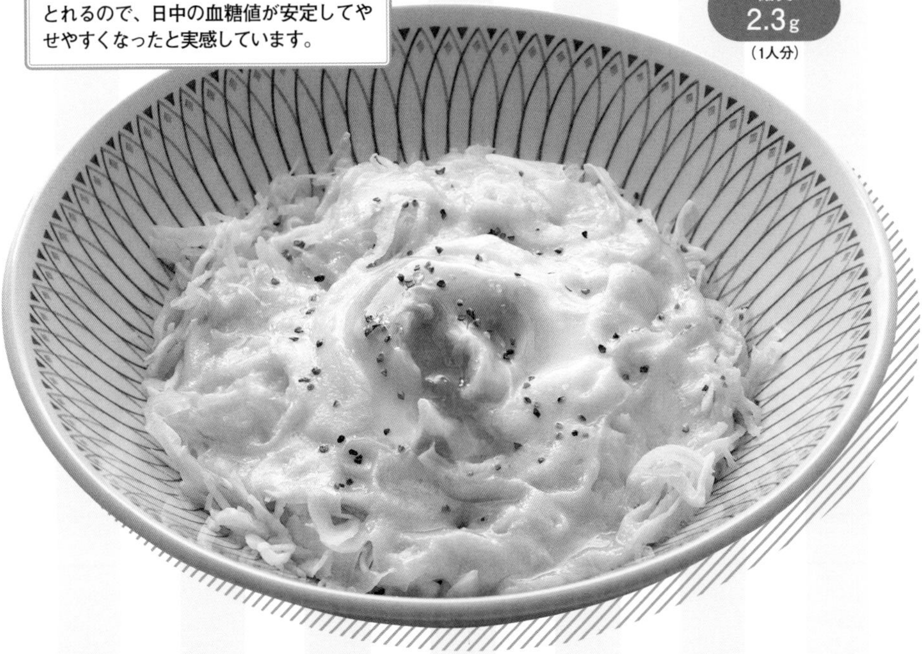

キャベたまチーズ

キャベツと卵とチーズの巣ごもり風を朝食にしてから、私は着実にやせました
お好みでしらすやベーコンをのせたり、ソースをかける味変もイケますよ！

材料（1人分）

キャベツ（せん切り）
…２つかみ（50g）
卵…１個
ピザ用チーズ…適量
塩・黒こしょう（粗びき）
…各少々

作り方

1. 耐熱皿にキャベツをのせ、中央にくぼみを作って卵を割り入れる。卵のまわりにぐるりとピザ用チーズをのせ、ようじで卵黄を刺す。
2. ふんわりとラップをし、電子レンジ（600W）に１分30秒かけ、塩・こしょうをふる。

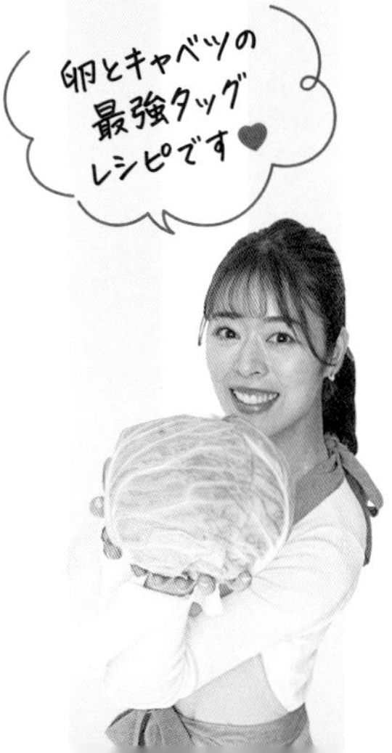

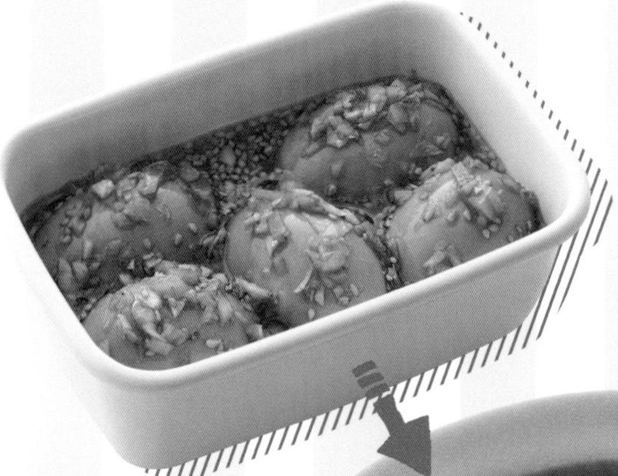

ヘルシーポイント

砂糖でしっかり甘みをつけているレシピが多いですが、天然甘味料を使っているので、砂糖と同じ甘さでもカロリーを抑えることができます。

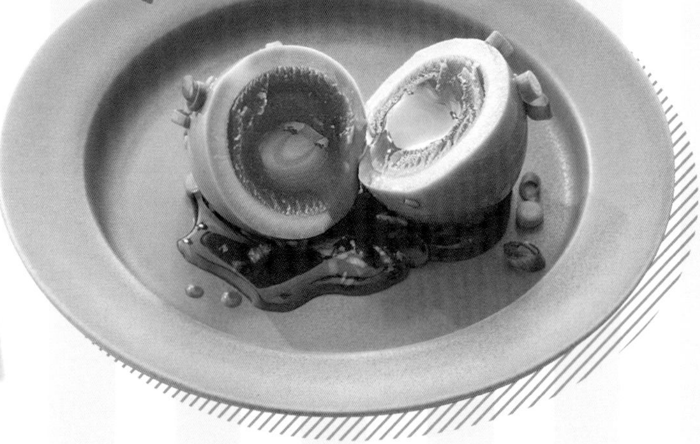

黒ごまバージョンもおすすめ。
ご飯にのっけて召し上がれ！

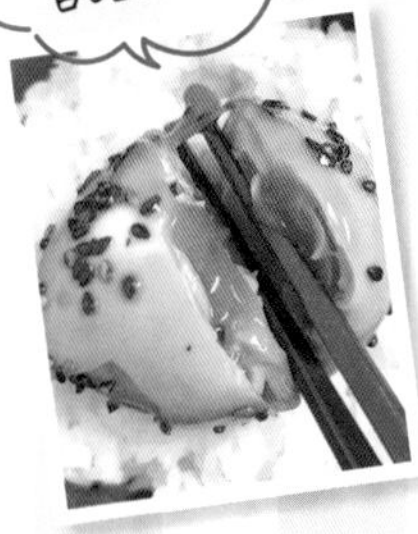

薬味たっぷり！ 韓国風やみつき卵

SNSで一大ブームとなった韓国発の漬け卵
白ごまを黒ごまに代えたり、好みで赤とうがらしを加えても。
冷蔵庫で1週間ほど保存できるので常備菜にピッタリ

材料（作りやすい分量）

卵… 6個

A
- 玉ねぎ（みじん切り）…1/4個分
- 長ねぎ（みじん切り）…1/4本分
- しょうゆ・水…各1/2カップ
- 天然甘味料（顆粒）…大さじ3
- 白いりごま…大さじ1
- にんにく（すりおろす）…小さじ1/2

細ねぎ（小口切り）…適宜

作り方

1. 鍋にたっぷりの水を入れて中火にかけ、沸騰したら卵を入れて7分ほどゆでる。冷水にとって殻をむく。
2. ポリ袋にAを混ぜ合わせ、①を加えてなじませる。なるべく空気を抜いて口を閉じ、冷蔵庫にひと晩おく。器に盛り、好みで細ねぎを散らす。

エネルギー 108kcal
糖質 2.8g
（1個分）

食べ方アイデア

ラクうま朝食決定版!
「T・K・G」の新しいアイデア3

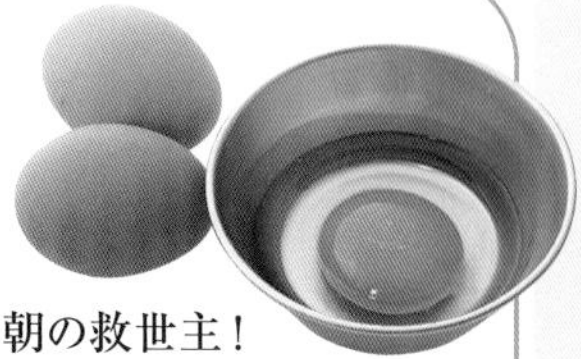

TKG=「卵かけご飯」といえば、いちばん簡単な卵料理で困った朝の救世主!
いつもの味もいいけれど、おいしさと栄養をアップするアイデアをご紹介♡
チル流レシピは卵白をご飯に混ぜて、栄養を余さずにいただきます。

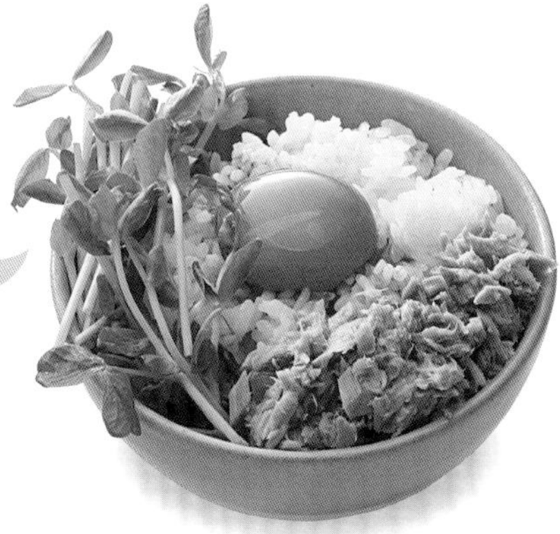

栄養バランス最高・最強
ツナと豆苗、調味料は
混ぜ合わせてからのっけても

豆苗ツナTKG

材料(1人分)と作り方

ご飯(温かいもの)茶碗1杯に卵白1個分を混ぜる。ツナ(缶詰/水煮)・豆苗(食べやすく刻む)各適量をのせ、真ん中に卵黄1個分をのせる。めんつゆ(2倍濃縮)小さじ2、ごま油小さじ1をかける。

ねぎしらすTKG

材料(1人分)と作り方

ご飯(温かいもの)茶碗1杯に卵白1個分、だしじょうゆ適量を混ぜる。しらす干し適量、長ねぎ(小口切り)適量をのせる。真ん中に卵黄1個分をのせ、好みでだしじょうゆ適宜をかける。

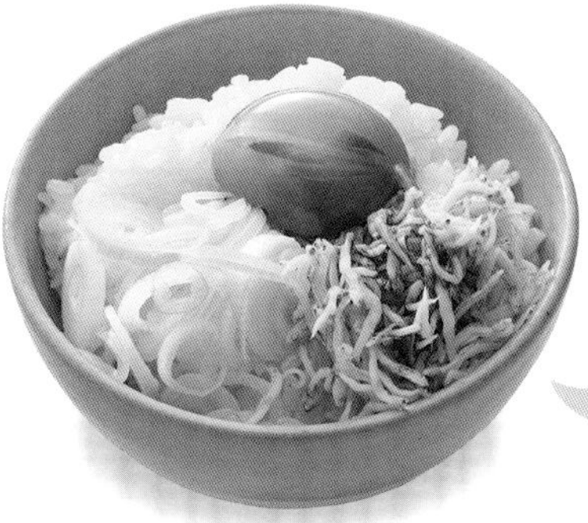

安定のおいしさ
しらすの塩けが効いているので、
だしじょうゆは控えめで

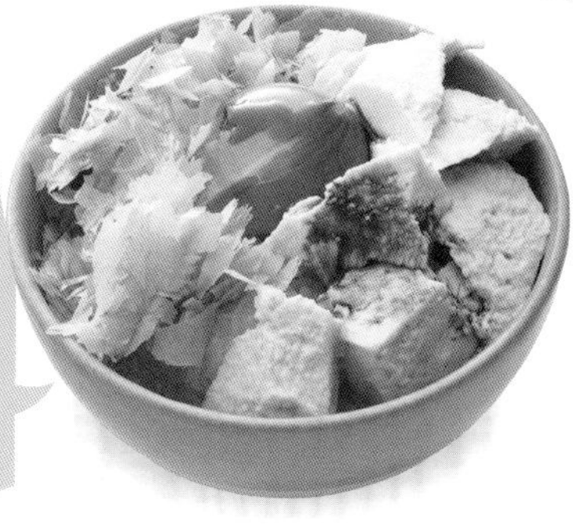

しっとり和風な雰囲気で
ヘルシーなのに食べごたえアリ
豆腐を崩しながらどうぞ!

おかか豆腐TKG

材料(1人分)と作り方

ご飯(温かいもの)茶碗1杯に卵白1個分、だしじょうゆ適量を混ぜる。削り節1袋分をふり、木綿豆腐1/2丁をひと口大にちぎってのせる。真ん中に卵黄1個分をのせ、好みでだしじょうゆ適宜をかける。

大豆製品で

豆腐、おから、厚揚げ、豆乳など、〝畑の肉〟といわれる大豆生まれの食品をフル活用。食物繊維、オリゴ糖が豊富、便秘解消や整腸作用が期待できます。

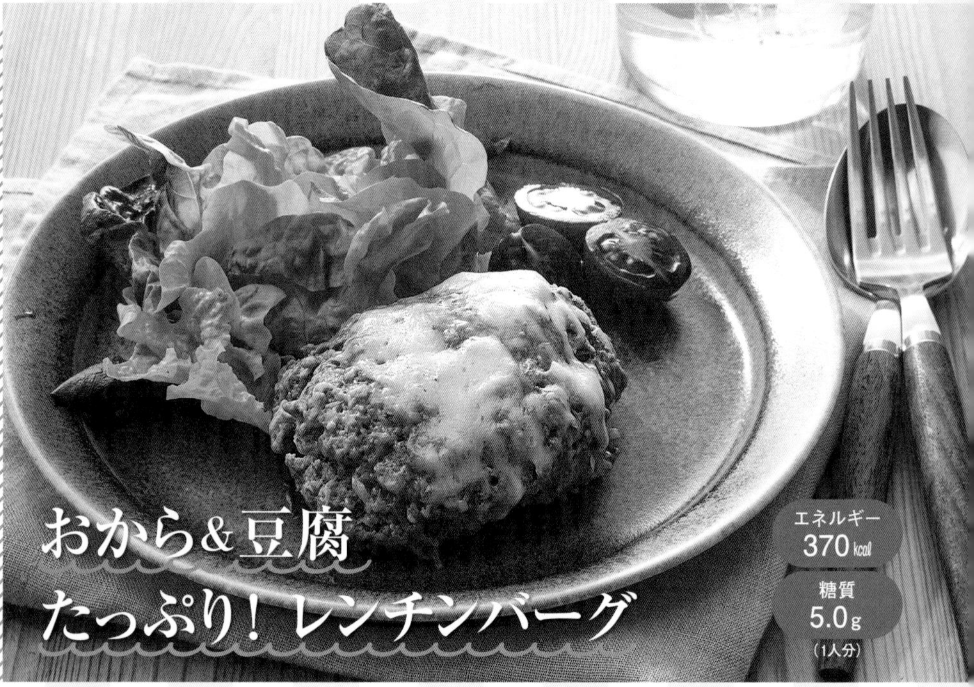

おから&豆腐 たっぷり！ レンチンバーグ

エネルギー 370kcal
糖質 5.0g
（1人分）

とにかく手軽なレンチンレシピ。こんがり感がお好みという方はフライパンで焼いても！ ハンバーグだねに卵を加えるといっそうふんわり、柔らかく仕上がりますよ

材料（2人分）

合いびき肉…250g
玉ねぎ（みじん切り）…1/2個分
絹ごし豆腐…1/6丁（50g）
A
- おからパウダー…大さじ1
- 無調整豆乳…大さじ3
- 塩…小さじ1/2

ピザ用チーズ…1つかみ（20g）
リーフレタス・
　ミニトマト（半分に切る）
　…各適宜

作り方

1. 玉ねぎは耐熱ボウルに入れ、ふんわりとラップをして電子レンジ（600W）に2分かけ、粗熱をとる。
2. ポリ袋にひき肉、豆腐、①、Aを入れてよく混ぜる。
3. 耐熱皿にクッキングシートを広げ、②の袋の端を切り落とし、肉だねを絞り出す。スプーンなどで小判形に整え、チーズをのせる。クッキングシートでの両端を重ね、キャンディ包みにする。電子レンジ（600W）に6分ほどかけて器に盛り、好みでリーフレタス、ミニトマトを添える。好みで中濃ソース適宜（分量外）をかけても。

厚揚げと鶏ひき肉の
イタリアントマト煮

豆腐の仲間、厚揚げは煮崩れしにくく、調理しやすい食材です。
トマト味のイタリア料理風にするとグッと華やかなおかずに

材料（2人分）

鶏ひき肉…100g
厚揚げ… 1枚(300g)
トマト… 2個
玉ねぎ…1/4個
A ［トマトケチャップ・水…各大さじ2
酒…大さじ1
しょうゆ・顆粒スープの素(洋風)
…各小さじ1］
B ［水…小さじ1
片栗粉…小さじ1/2］
オリーブ油…大さじ1/2
にんにく(すりおろす)…小さじ1
バジルの葉…適宜

作り方

1. 厚揚げは熱湯を回しかけて水けを拭き取り、ひと口大に切る。トマトはひと口大に切る。玉ねぎはみじん切りにする。A、Bはそれぞれ混ぜ合わせておく。
2. フライパンにオリーブ油とにんにくを中火で熱し、ひき肉、玉ねぎを3分ほど炒める。厚揚げ、トマトを加えて炒め合わせ、Aを加えてさらに炒める。
3. 全体に火が通ったらBを回し入れる。とろみがついたら器に盛り、好みでバジルを散らす。

エネルギー
414kcal
糖質
16.5g
(1人分)

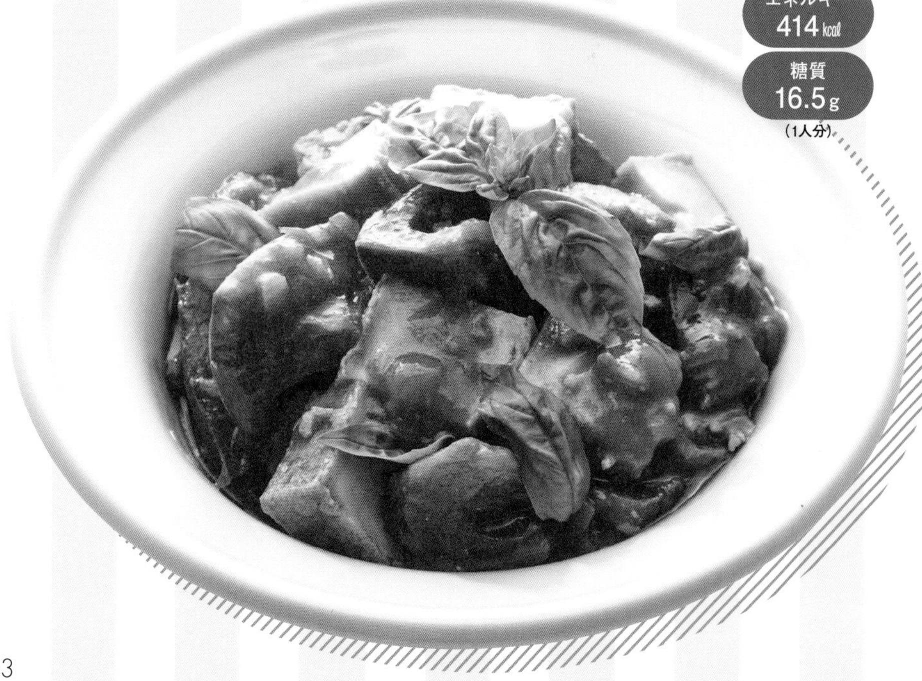

エネルギー
305kcal

糖質
9.4g
（1人分）

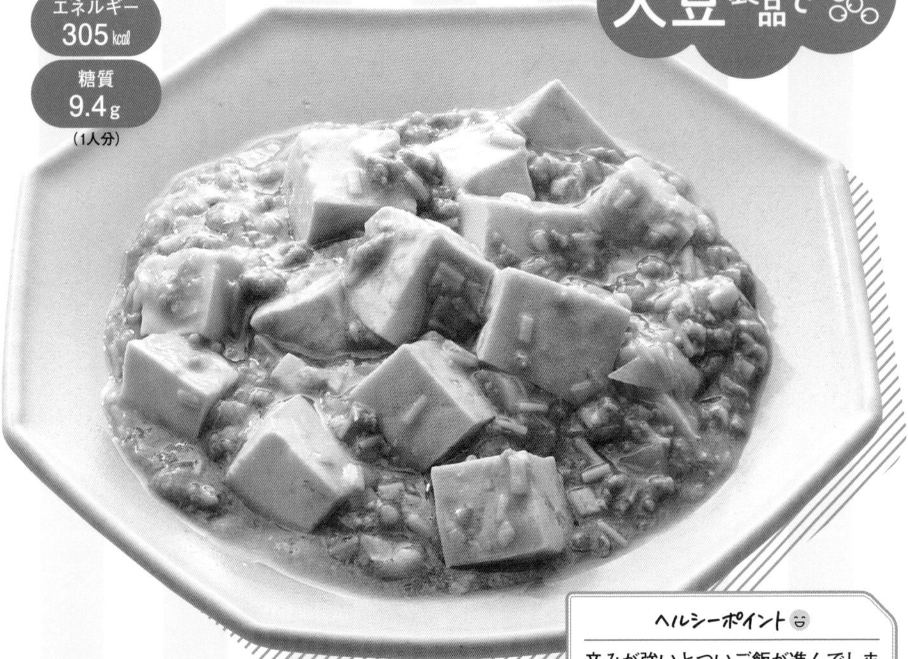

ヘルシーポイント

辛みが強いとついご飯が進んでしまうので、あえて辛さを控えめに。また、刻んだえのきたけをたっぷり加えて、食べごたえをアップ！

レンチンで完成！辛くないマーボー豆腐

小さな子どもでも、辛いのが苦手な方でもおいしく食べられるマーボー
電子レンジで調理すれば豆腐が煮崩れしにくく、キレイに仕上がります

材料（2人分）

木綿豆腐…１丁(300g)
豚ひき肉…80g
えのきたけ…1/2袋(50g)
長ねぎ…1/3本(30g)

A
- 水…1/2カップ
- しょうゆ…大さじ１と1/2
- 酒・ごま油・片栗粉…各大さじ１
- トマトケチャップ・にんにく(すりおろす)・しょうが(すりおろす)…各小さじ１
- 顆粒チキンスープの素(中華風)・みそ…各小さじ1/2

作り方

1. 豆腐は一口大に切る。えのきたけは根元を除き、みじん切りにする。長ねぎはみじん切りにする。
2. 耐熱ボウルにひき肉、えのきたけ、長ねぎ、Aを入れてよく混ぜ合わせる。ふんわりとラップをし、電子レンジ(600W)に３分30秒ほどかける。
3. 取り出して豆腐を加えてサッと混ぜ、再びふんわりとラップをし、電子レンジに１分30秒ほどかける。

豆腐と豆乳のマイルド担々スープ

レンチンで簡単に作れて、おかずにもなるボリューミーな担々麺風のスープ
食事にスープを取り入れると満腹感が得やすく、ダイエット中にピッタリ

材料（1人分）

合いびき肉…50g

A
- 無調整豆乳…小さじ2
- 顆粒チキンスープの素（中華風）・みそ…各小さじ1
- 白すりごま…小さじ1/2
- しょうが・にんにく（各すりおろす）…各少々

絹ごし豆腐…1/2丁（150g）
無調整豆乳…3/4カップ
細ねぎ（小口切り）・白すりごま…各適宜

作り方

1. 耐熱カップにひき肉、Aを混ぜ合わせる。ふんわりとラップをし、電子レンジ（600W）に2分30秒ほどかける。
2. 完全に肉の色が変わったら取り出し、豆腐をスプーンでひと口大にすくい入れ、豆乳を加える。同様にラップをし、電子レンジに1分30秒ほどかける。好みで細ねぎ、すりごまをのせる。

エネルギー 297kcal
糖質 9.1g
（1人分）

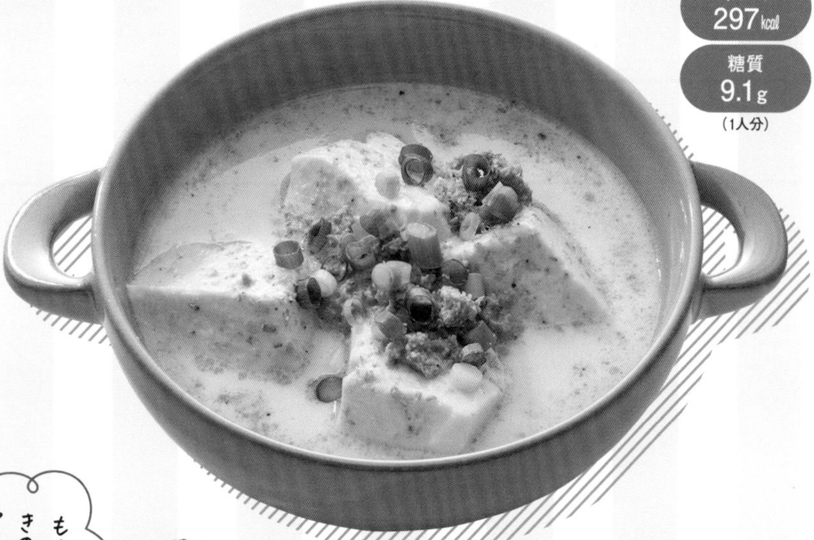

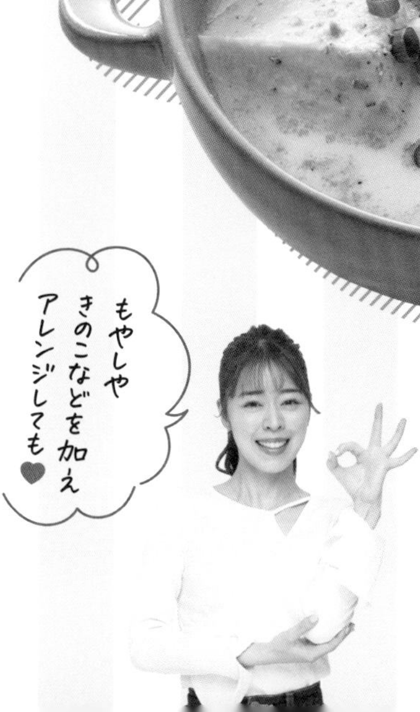

ヘルシーポイント

糖質もカロリーもたっぷりの麺類はダイエット中の天敵？「でも食べたい」というときはこれで決まり！ 好みで豆腐麺などヘルシーな低糖質麺を加えてもおいしいですよ。

すきま時間に〝ながらトレ〟しよう!

ストレスなく
続けるのが
大切です!

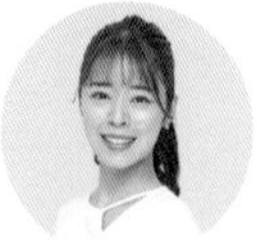

「食事9割」のチルダイエットだけど
体はなるべく動かしたほうがいい!
ジムに行ったり、走り込むなど特別なことはせず
毎日のふとした瞬間に上手に体を動かすクセをつければ、
理想の体型にさらに早く近づけますよ♥

Part 1 家事&育児タイムに

おうちも
自分もキレイに
なっちゃう!

掃除しながら 股関節ストレッチ

いわゆる〝ヤンキー座り〟の姿勢をキープするストレッチ。じつは、背骨のしなやかさが必要で、股関節やひざ、足首の関節がガチガチの人には難しい姿勢なんです。床の拭き掃除中にこのポーズを取り入れて、股関節まわりの筋肉の緊張をリセットしましょう!

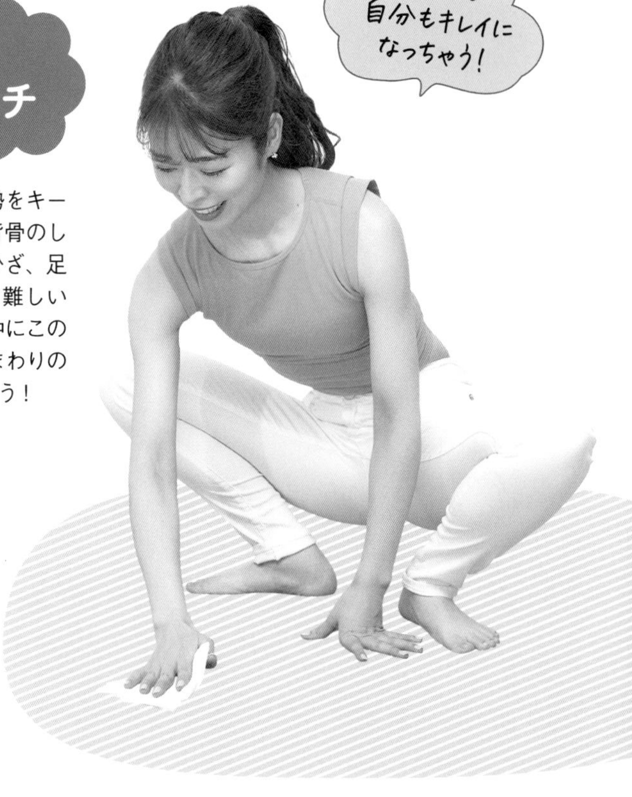

HOW TO

❶脚を肩幅に開いてひざと股関節を曲げる。お尻を落とすようにしゃがみ、背すじは伸ばしつつ、胸を出し、肩の力は抜く。❷ひざと足先を同じ方向にそろえ、姿勢が安定したら30秒ほどキープする。できない場合は手を床についてもOK。

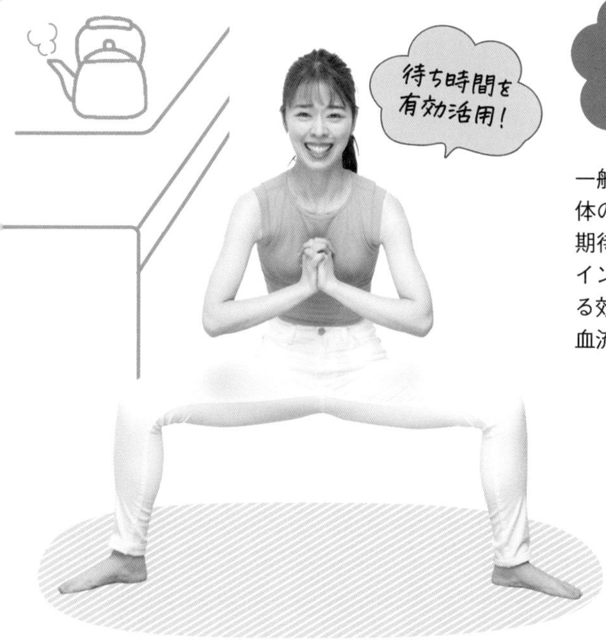

料理しながら ワイドスクワット

一般的なスクワットと同様、下半身全体の筋肉をまんべんなく鍛える効果が期待できるほか、太ももの内側にあるインナーマッスルである内転筋を鍛える効果が大きいのが特徴。基礎代謝や血流のアップが期待できます。

HOW TO

❶両足を肩幅より広く開き、つま先をやや外側に向ける。両手は太ももの内側に置く。❷腰を太ももが床と平行になるまで下げる。その際、両手は胸の高さで組む。腹筋を締め、背すじが曲がったり、かかとが浮かないようにする。❸太ももが床と水平になるまで下ろして静止し、素早く腰を上げ、①の姿勢に戻る。この動きを５〜８回、２〜３セット繰り返す。

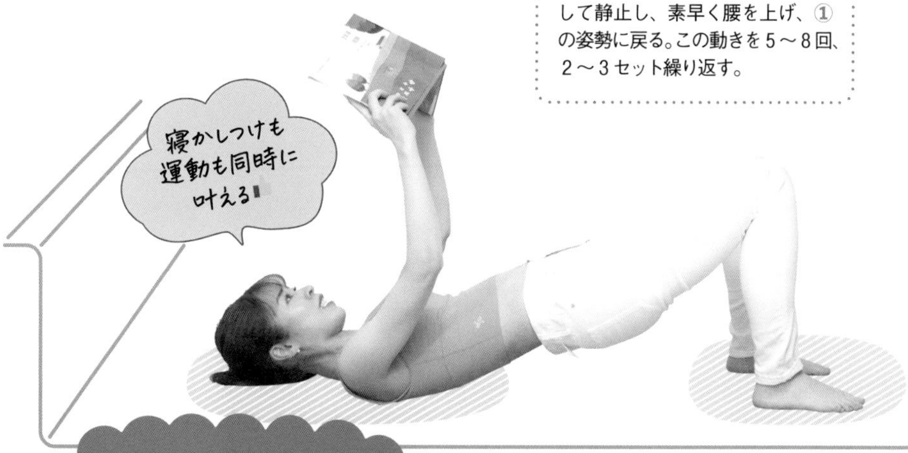

読み聞かせしながら ヒップリフト

お尻の大殿筋が鍛えられるトレーニング。お尻まわりの脂肪が燃焼しやすくなり、ヒップアップも期待できます。本来は両手は体の脇に置きますが、動きを覚えたら読み聞かせ中にもできるように。かかとが床から浮かないように気を付けましょう。

HOW TO

❶仰向けに寝て、ひざを90度に立てる。脚と肩甲骨で体を支えながらゆっくりとお尻を浮かせる。❷肩、腰、ひざが一直線になったら、お尻をキュッと締めるようにして、数秒間キープする。❸ゆっくりとお尻を下ろして元に戻る。この動きを繰り返す。

Part 2
リラックスタイムに

入浴しながら ふくらはぎストレッチ

ふくらはぎを引き締めて、スッとまっすぐな脚を目指すなら、バスタイムのストレッチがおすすめ。上げた脚はなるべくまっすぐにキープすると効果的です。さらにもみほぐすマッサージでむくみケアも！

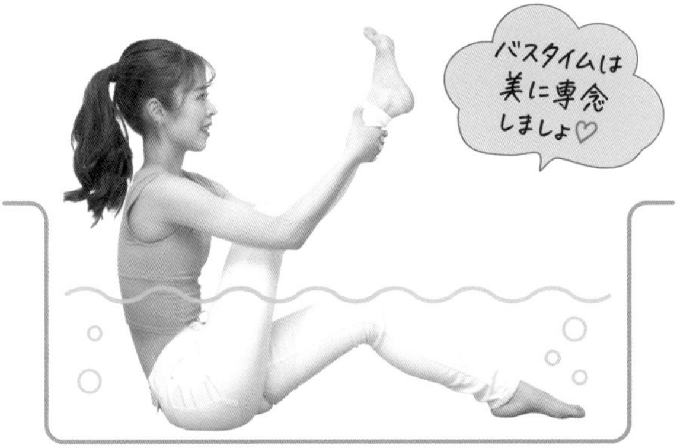

HOW TO

❶バスタブにひざを立てて座る。手を身体の後ろに置き、片方の脚をバスタブのふちにかける。❷姿勢を前傾させ、上げている方の足首を両手でつかむ。その足を身体側に引き寄せてゆっくりと数回、深呼吸する。❸反対の脚も同様に行い、交互に数回繰り返す。

テレビを観ながら ヒップトレ

クラムシェルというトレーニングは、横になってテレビを観ている時間に最適！　太ももを開閉し、お尻の「中臀筋《ちゅうでんきん》」を鍛えられるため、ヒップアップ効果が期待できます。また、腰痛予防にもつながるといわれています。

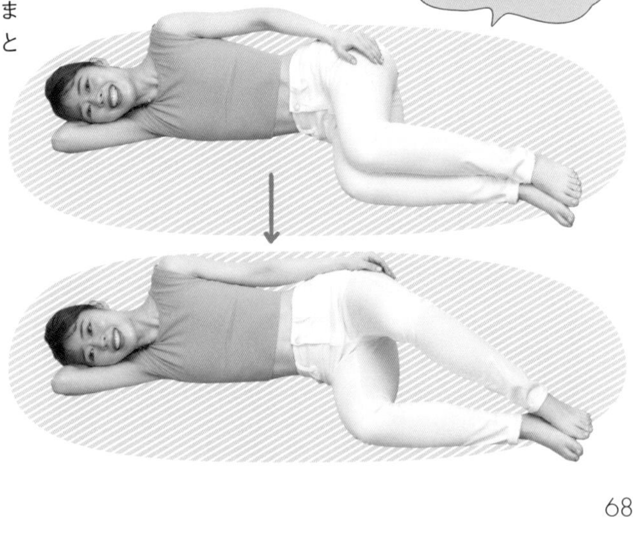

HOW TO

❶横になって体側を床につけ、両ひざを曲げる。❷床側の手は頭を支えるようにし、反対の手はお尻のほっぺあたりに置く。❸お尻の手のあたりを支点にして､ひざを開くようにゆっくりと動かし、ゆっくりと元に戻す。開く⇒戻すを繰り返す。

PART 4

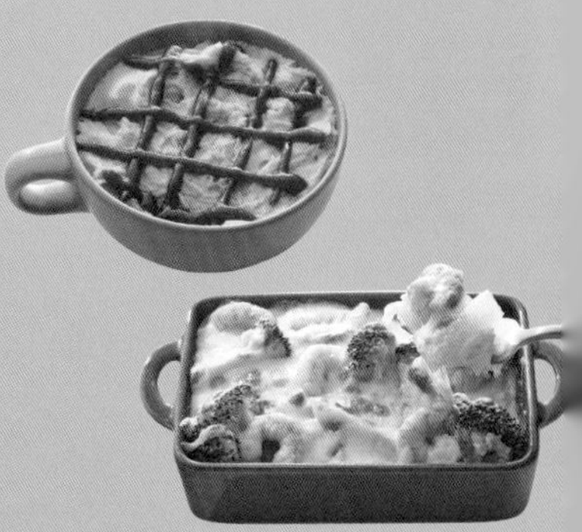

グルテンフリーで肌&体調改善
〝小麦粉オフ〟が
作る軽い身体

小麦粉に含まれる「グルテン」を摂取しないようにする
食事スタイルが〝グルテンフリー〟。
続けることで肌質や体調が上向きになる人も多く
注目を集めています。パンにパスタやうどんなどの麺類、
ケーキやクッキーなどの菓子類など
私たちの身近にあふれている小麦製品を
ストイックにゼロにするのは難しいけれど
代替食品を活用して、ゆるっと&おいしく
チャレンジできるレシピを紹介します！

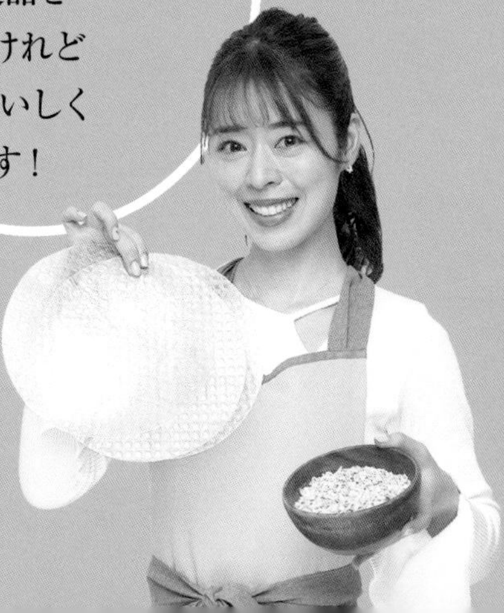

小麦粉に含まれる「グルテン」とは、パンやケーキをフワフワに仕上げるには欠かせないもの。でもじつはグルテン不耐性という人は珍しくなく、倦怠感や頭痛を引き起こしているケースもあると知

今注目の

「ライスペーパー」と「オートミール」！

〝グルテンフリー〟2トップがとにかく便利でおいしい

ライスペーパー

その名のとおり米を原料に薄いシート状に加工し乾燥させたもの。ベトナムやタイでは生春巻きの皮として親しまれています。サッと水に浸すだけで簡単に戻り、加熱せずに食べられるので、使い勝手抜群です。

お手軽レシピ

かに風味かまぼこの生春巻き

かに風味かまぼこで最高においしくできる（もちろんえびとかサーモンを使ってもおいしい！）
お手頃でお手軽だけどマジうま！ かに風味かまぼこは、タンパク質豊富で重宝しています。

材料（2～3人分）

ライスペーパー(小)… 3枚
かに風味かまぼこ… 3本
青じそ… 3枚
カット野菜(サラダ用)・白菜キムチ…各適量

A
しょうゆ・ごま油…各大さじ1
酢…大さじ1/2
白いりごま…適量

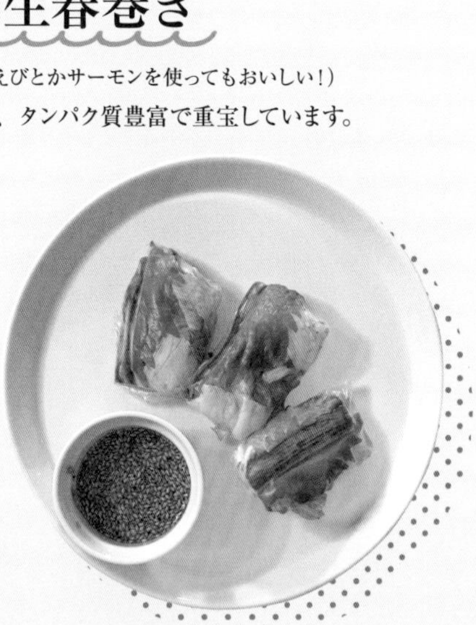

作り方

ライスペーパーは水にサッとくぐらせ、まな板などに広げる。かに風味かまぼこ、青じそ、カット野菜、キムチを順にのせる。ライスペーパーの手前を少し奥へ折り込んで左右も折り込み、手前から奥へクルクルと巻く。同様に合計3個作り、器に盛る。混ぜ合わせたAを添える。

※ライスペーパーは基本、直径22㎝、(小)とあるものは16㎝のものを使用しています。

り、少し控えるようになりました。慢性的な不調の原因がグルテンだった場合、グルテンフリーを実践することで肌質や体調が改善するのが最大のメリット。依存性の高い小麦の摂取を減らすことで、食べ過ぎを防ぐ効果も期待できます。

完全にグルテンを断つことは難しいですが、意識的に減らそうと試行錯誤中です。その第一歩としておすすめなのが、〝ライスペーパー〟と〝オートミール〟を小麦製品代わりに活用した、グルテンフリーレシピ。どちらも血糖値が上昇しにくい〝低GI食品〟なので、生活習慣病や肥満の予防にもつながります。

基本の使い方をマスターしつつ、さまざまなメニューを楽しんでみて。

オートミール

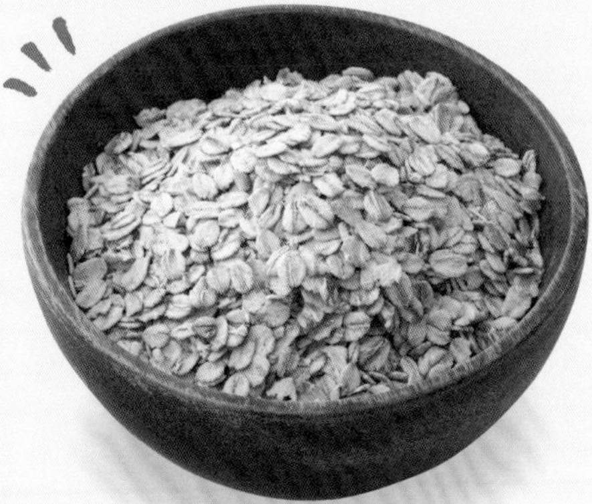

えん麦(オート麦)を精製せず、外皮を残して加工したもの。栄養豊富で脂肪になりにくく、食物繊維もたっぷり！　本書では粒をカットしていない「ロールドオーツ」を使いました。インスタントオーツやクイックオーツでも代用可能。

お手軽レシピ

オーバーナイトオーツ

ひと晩寝かせたオートミールがほどよく水分を吸っていい食感！　寝る前に用意しておけば最高の朝食に✨　ブルーベリーは食物繊維豊富でエイジング効果も高いので、女性にうれしいフルーツ!!

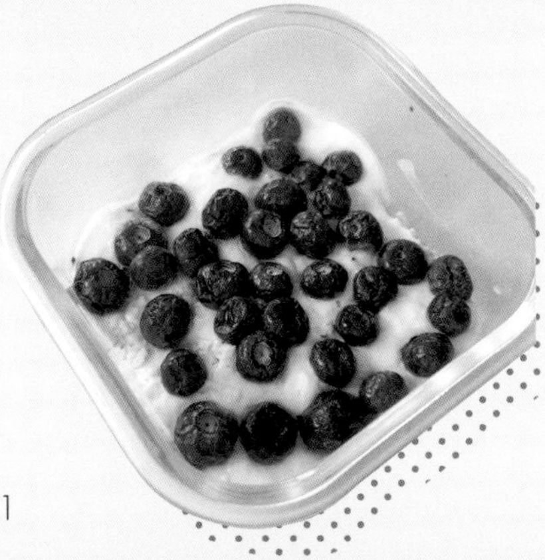

材料（1人分）

オートミール・プレーンヨーグルト(無糖)
　…各大さじ 3
ブルーベリー(冷凍)…適量
メープルシロップ…適宜

作り方

器にオートミールを入れ、ヨーグルト、凍ったままのブルーベリーを順に加える(好みで無調整豆乳大さじ3を加えてもよい)。ふた(またはラップ)をして冷蔵庫にひと晩おく。好みでメープルシロップをかける。

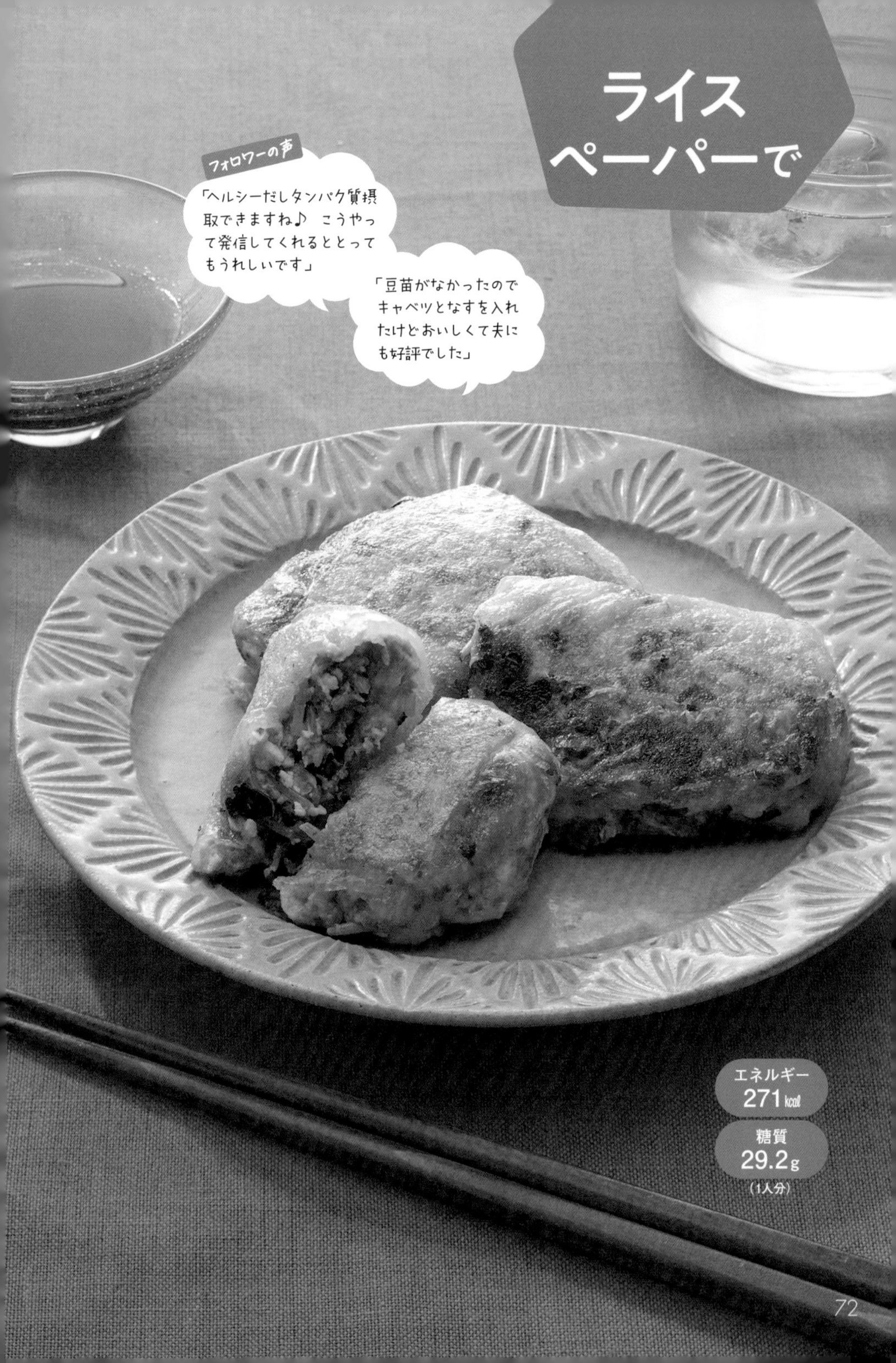

ライスペーパーで

フォロワーの声

「ヘルシーだしタンパク質摂取できますね♪　こうやって発信してくれるととってもうれしいです」

「豆苗がなかったのでキャベツとなすを入れたけどおいしくて夫にも好評でした」

エネルギー
271kcal

糖質
29.2g
（1人分）

チルイチオシ

ライスペーパーぎょうざ

韓国の人気インフルエンサーが流行発信源の注目フードで
ぎょうざの皮をライスペーパーで代用しています。
チル版レシピはたっぷり豆苗が最高
納豆入りがお気に入りですが、ナシでもおいしく作れます

材料（2～3人分）

ライスペーパー… 8枚
豆苗… 1袋
A
- 木綿豆腐(軽く水きりする)…1/2丁(150g)
- 溶き卵… 1個分
- 納豆(混ぜる)… 1パック分
- ツナ(缶詰／水煮／汁けをきる)… 1缶(70g)
- 白菜キムチ(刻む)…30g
- 片栗粉…大さじ 2
- 塩・にんにく(すりおろす)…各小さじ1/2
- こしょう…少々

ごま油…大さじ 1
ぽん酢じょうゆ…適宜

作り方

1. 豆苗は根元を除いて１㎝長さに切り(写真ⓐ)、ボウルに入れる。Aを加えてよく混ぜる。
2. ライスペーパーは水にくぐらせて、①を1/8量のせる。ライスペーパーの四方を折りたたんで包む(写真ⓑ)。同様に合計８個作る。
3. フライパンにごま油を中火で熱し、②の閉じ目を下側にして並べる。２～３分焼いて上下を返し(写真ⓒ)、さらに２～３分こんがりと焼く。好みでぽん酢じょうゆを添える。

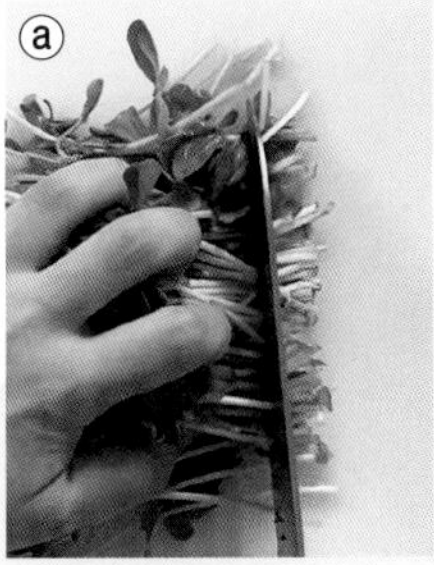

ⓐ 豆苗が長いと噛みにくくなるので、短めにザクザクと刻んで。

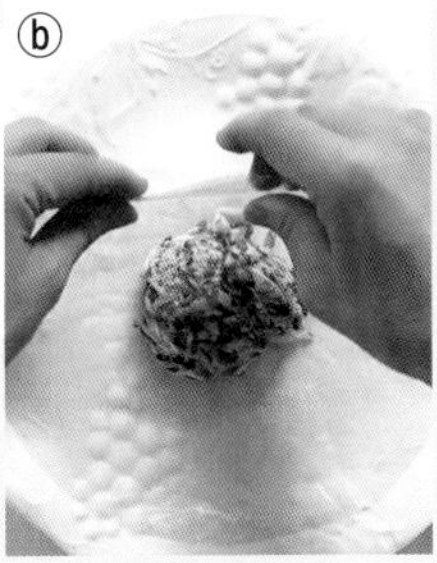

ⓑ ライスペーパーがベタベタと扱いにくくなる前に手早く巻く。

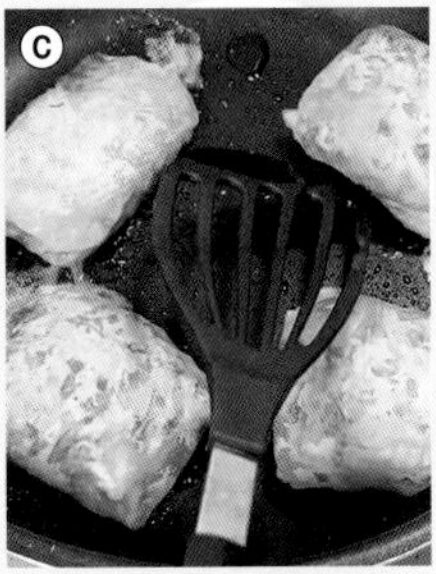

ⓒ こんがりと焼き色がついてきたら上下を返す。焦がさないように。

ライスペーパーぎょうざの
アレンジ

基本の作り方をマスターしたら、具をお好みでチェンジ！
おすすめアレンジ３品をご紹介します。

まるで肉入りのような食べ応え
きのこバージョン

きのこは
低カロリーで
食物繊維も豊富！
ダイエット効果も
抜群です♥

材料（2〜3人分）

ライスペーパー… ８枚
しめじ・えのきたけ
（または好みのきのこ）… 各１袋
A
- 木綿豆腐（軽く水きりする）…1/2丁（150g）
- 溶き卵… １個分
- ツナ（缶詰／水煮／汁けをきる）… １缶（70g）
- 白菜キムチ（刻む）…30g
- 片栗粉…大さじ２
- 塩・にんにく（すりおろす）…各小さじ1/2
- こしょう…少々

ごま油…大さじ１

作り方

❶ しめじはは石づきを除いて食べやすくほぐし、えのきたけは根元を除いて１cm長さに切る。きのこをボウルに入れ、**A**を加えてよく混ぜる。

❷「基本のライスペーパーぎょうざ」（P.72参照）と同様にライスペーパーに①を包み、フライパンで焼く。

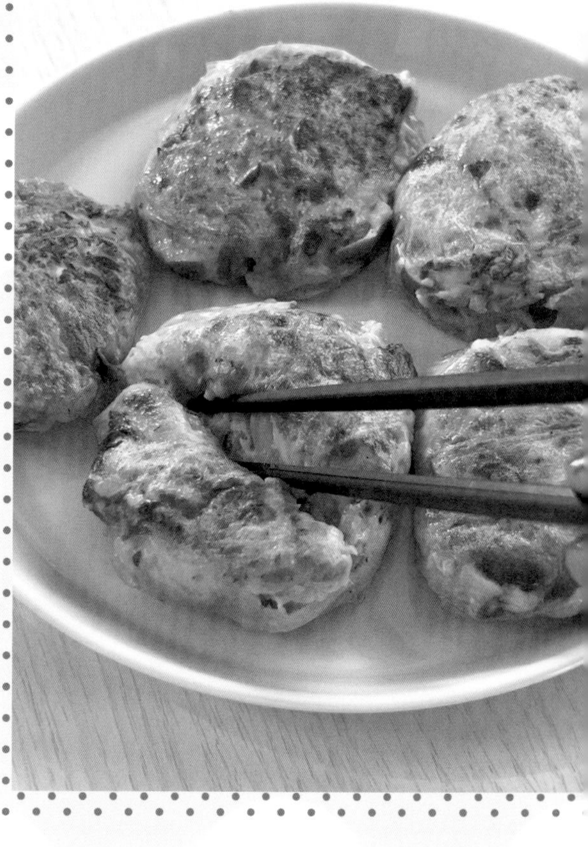

ジューシーだけどさっぱり！
キャベツバージョン

ぎょうざといえば
やっぱりキャベツ？
シャキシャキ食感で
大満足

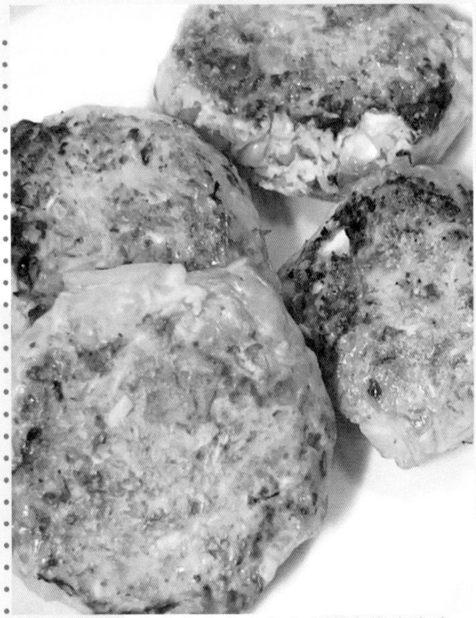

材料（2～3人分）

ライスペーパー… 8枚
キャベツ… 1/4個

A
- 木綿豆腐（軽く水きりする）…1/2丁（150g）
- 溶き卵… 1個分
- ツナ（缶詰／水煮／汁けをきる）… 1缶（70g）
- 白菜キムチ（刻む）…30g
- 片栗粉…大さじ 2
- 塩・にんにく（すりおろす）…各小さじ1/2
- こしょう…少々

ごま油…大さじ 1

作り方

❶キャベツはみじん切りにし、ボウルに入れる。**A**を加えてよく混ぜる。
❷「基本のライスペーパーぎょうざ」（P.72参照）と同様にライスペーパーに①を包み、フライパンで焼く。

簡易版 混ぜない
ライスペーパーぎょうざ

たねを
混ぜなくていいから
手軽に作れて
おにぎり感覚

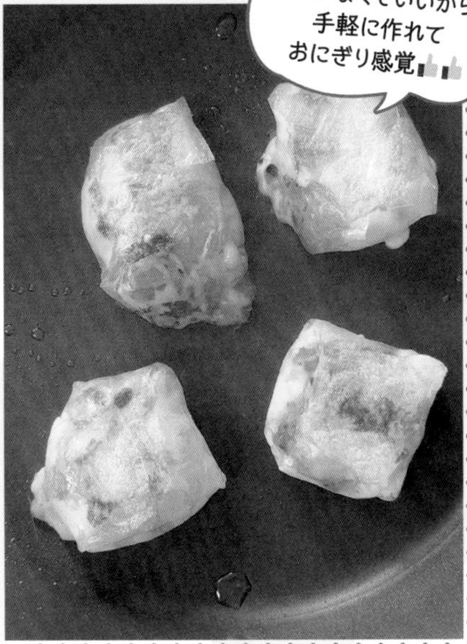

材料（2～3人分）

ライスペーパー（小）… 8枚
ピザ用チーズ…適量
白菜キムチ（刻む）…30g
ツナ（缶詰／水煮／汁けをきる）… 1缶（70g）
ごま油…大さじ 1

作り方

❶ライスペーパーはサッと水にくぐらせて、チーズ、キムチ、ツナを適量ずつ順にのせ、ライスペーパーの四方を折りたたんで包む。同様に合計 8 個作る。
❷「基本のライスペーパーぎょうざ」（P.72参照）と同様に焼く。

ライス
ペーパーで

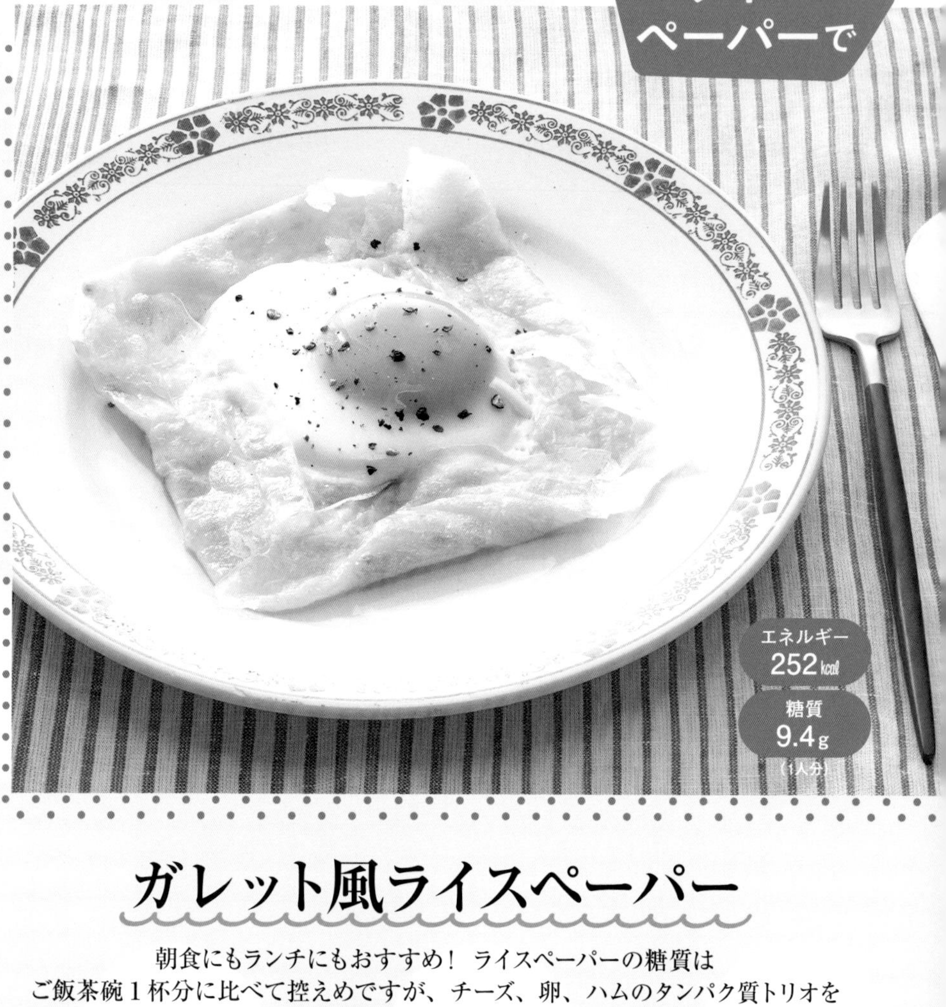

エネルギー
252kcal

糖質
9.4g
（1人分）

ガレット風ライスペーパー

朝食にもランチにもおすすめ！ ライスペーパーの糖質はご飯茶碗１杯分に比べて控えめですが、チーズ、卵、ハムのタンパク質トリオを使っているので、満足感高い仕上がりになっています

材料（1人分）

ライスペーパー… １枚
卵… １個
ピザ用チーズ…適量
ハム（薄切り）… １枚
黒こしょう（粗びき）…少々

作り方

1. ライスペーパーを水にくぐらせ、フライパンにのせる。チーズをドーナツ状にのせ、中央にハムをのせ、卵を割り入れる。
2. ふたをして中火にかけ、３分ほど蒸し焼きにする。チーズがフツフツとし、卵が半熟になったらふたを取り、ライスペーパーの四方を内側に折り込む。器に盛り、黒こしょうをふる。

ガレット風ライスペーパーの アレンジ

フランス生まれの
食事クレープを模したガレット風のほか
甘いクレープ風アレンジもオススメ！

ミルク感がたまらない
トロトロのブッラータを
丸ごと1個のっけた、
ぜいたくレシピ✨

チーズとトマトの ガレット風ライスペーパー

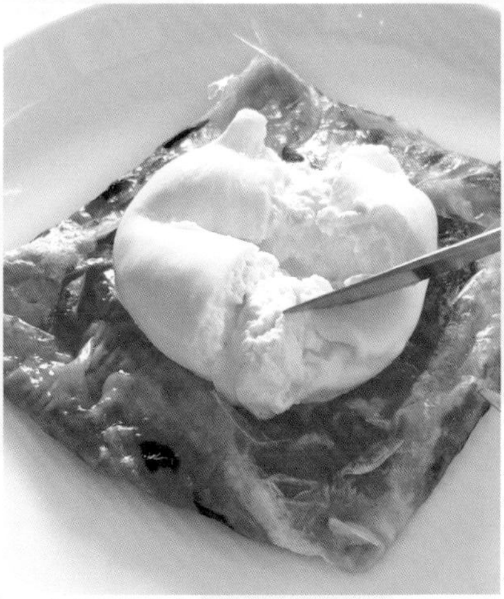

材料（1人分）

卵…１個
ライスペーパー…１枚
トマトケチャップ・ピザ用チーズ…各適量
トマト（5㎜幅の半月切り）…４切れ
ブッラータチーズ（またはモッツァレラチーズ）…適量

作り方

❶ライスペーパーを水にくぐらせ、フライパンにのせる。トマトケチャップをぐるりと１周ほど絞り出し、卵を割り入れて菜箸でざっくりと混ぜる。チーズを散らしてトマトをのせ、ふたをして中火にかける。

❷卵が半熟になるまで３分ほど蒸し焼きにし、ふたを取って四方を内側に少し折り込む。器に盛り、ブッラータチーズをのせる。好みで黒こしょう（粗びき）少々（分量外）をふっても。

ライスペーパーdeまるでクレープ

タンパク質豊富で
おやつにも朝ごはんにも🤩
ジャム化したブルーベリーが
いい香り❤

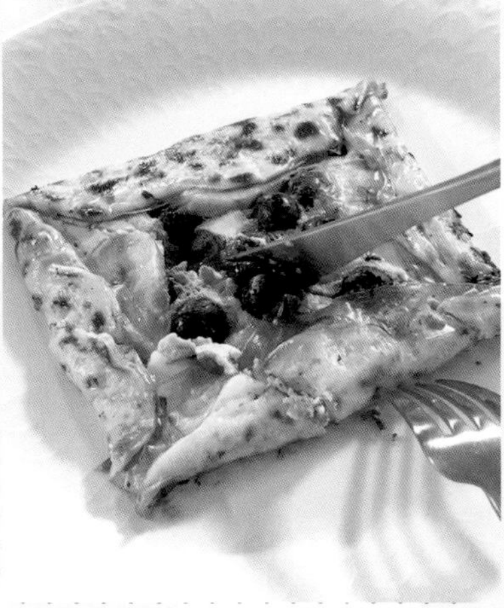

材料（1人分）

ライスペーパー…１枚

A
- ギリシャヨーグルト（プレーン／無糖）…100g
- 天然甘味料（シロップ）…大さじ１
- 卵…１個

ブルーベリー（冷凍）・バナナ（輪切り）…各適量

作り方

❶Aは混ぜ合わせる。

❷ライスペーパーは水にくぐらせ、フライパンにのせる。Aを丸く広げてのせ、ブルーベリー、バナナを散らす。ふたをして中火で３分ほど蒸し焼きにする。ふたを取って四方を内側に少し折り込む。

ライスペーパーで

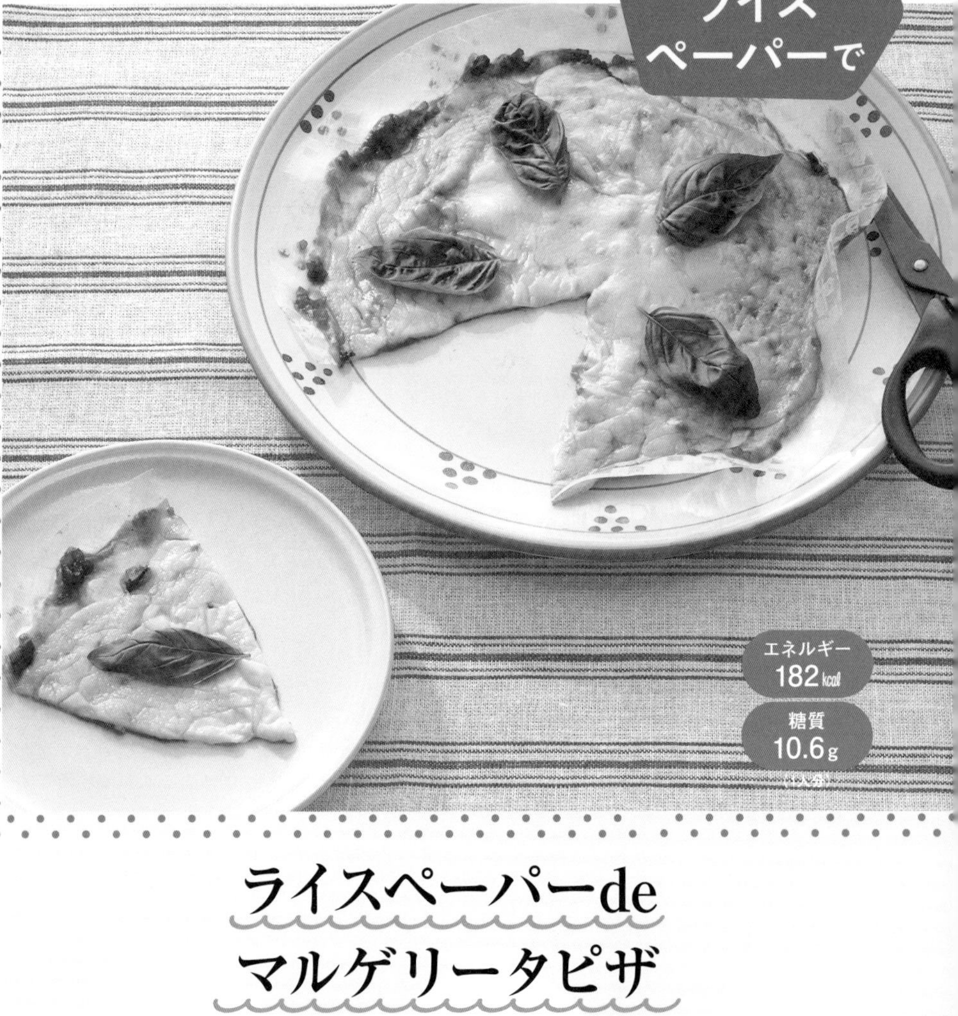

エネルギー 182kcal
糖質 10.6g
（1人分）

ライスペーパーde マルゲリータピザ

子どもも大好きなマルゲリータピザ！ あのおいしさを
ライスペーパーで完全再現♥ テーブルにのせたら秒で完売しました😉👍
調理用ばさみで切り分けて召し上がれ✂

材料（1～2人分）

ライスペーパー… 1枚
スライスチーズ… 2枚
ピザ用ソース・ピザ用チーズ
…各大さじ1
バジルの葉…適量

作り方

1. フライパンにライスペーパーを置き、ピザ用ソースを薄く広げ、スライスチーズ、ピザ用チーズを順にのせる。
2. ふたをして中火にかけ、5分ほどしたらふたを取り、バジルをのせる。

ダイエット中は
サラダって食傷気味。
なのにピザだと思った瞬間
おいしく食べられるから不思議

ライスペーパーdeピザの アレンジ

無限にアイデア広がる
ライスペーパーピザ デリバリーの
メニューをマネしても楽しいかも！

野菜を山ほどおいしく食べられる

サラダピザ

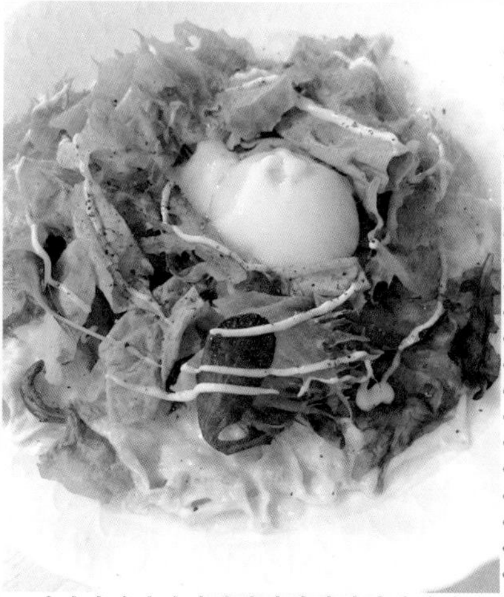

材料（1～2人分）

ライスペーパー… 1枚
卵… 1個
マヨネーズ・ピザ用チーズ… 各適量
ベビーリーフ
（または好みのサラダ野菜／水けを拭き取る）… 適量
オリーブ油・黒こしょう（粗びき）… 各適量
温泉卵（市販）… 適宜

作り方

❶フライパンにライスペーパーを置き、マヨネーズをぐるりと2～3周絞り出す。卵を割り入れて菜箸でざっくりと混ぜ、チーズを散らしてベビーリーフ1つかみほどをのせる。ふたをして中火で5分ほど蒸し焼きにして器に盛る。
❷ベビーリーフを1つかみほどのせ、マヨネーズ適量、オリーブ油を回しかける。黒こしょうをふり、好みで温泉卵のせる。

ベトナムピザ風

ベトナムの露店の味、
ピザ風スナックをアレンジ。
ウインナーを使った
B級グルメスタイル

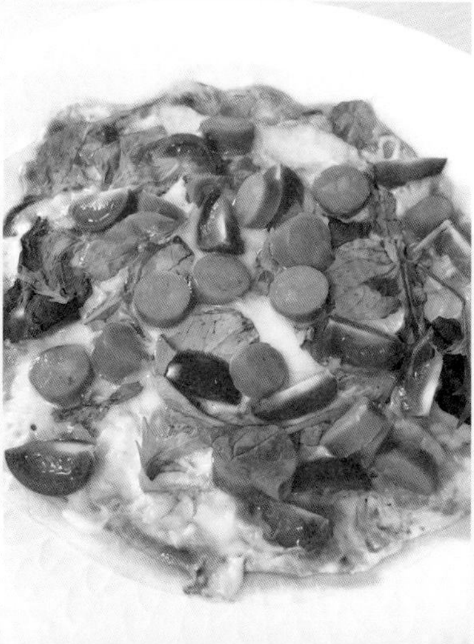

材料（1人分）

ライスペーパー… 1枚
トマトケチャップ・ピザ用チーズ… 各適量
卵… 1個
ベビーリーフ（水けを拭き取る）… 適量
ミニトマト（縦4つに割る）… 3～4個分
ウインナーソーセージ（1cm幅の輪切り）… 2本分

作り方

❶フライパンにライスペーパーを置き、トマトケチャップをぐるりと1周ほど絞り出し、卵を割り入れて菜箸でざっくりと混ぜる。チーズを散らしてベビーリーフをのせ、ミニトマト、ウインナーを散らす。
❷ふたをして中火にかけ、3分蒸し焼きにする。

ライス
ペーパーで

パイ生地いらずの
ライスペーパーキッシュ

ギルティなパイ生地代わりのライスペーパーがパリッとなっておいしい✨
フィリングはフワフワで子どももお気に入りです♥ 食事にもおやつにも！

材料（マフィン型6個分）

ライスペーパー…小6枚
卵…2個
A
- 無調整豆乳（または牛乳）…1/2カップ
- ピザ用チーズ…適量
- マヨネーズ…小さじ2
- 顆粒スープの素（洋風）…小さじ1/2
- 塩・こしょう…各少々

ほうれんそう（サッとゆでる）…2株分（40g）
ベーコン（薄切り／ハーフサイズ）…3枚

ヘルシーポイント

小麦粉とバターたっぷり、サクサクのパイ生地はおいしいけれど罪悪感もたっぷり……。グルテンフリーのライスペーパーで代用すればパリッと食感よく、ヘルシーな仕上がりに！

作り方

1. オーブンは180℃に温めておく。ライスペーパーは水にくぐらせて水けをきり、マフィン型に敷く。ボウルに卵を溶きほぐし、ライスペーパーの表面に適量を薄く塗る。残った溶き卵にAを加え、混ぜ合わせておく。
2. ほうれんそうは4㎝長さに切って水けを絞る。ベーコンは1㎝幅に切る。
3. ①のボウルに②を加えて混ぜ、①の型に均等に流し入れる。オーブンで20分ほど焼く。

エネルギー
90kcal

糖質
5.0g

（1個分）

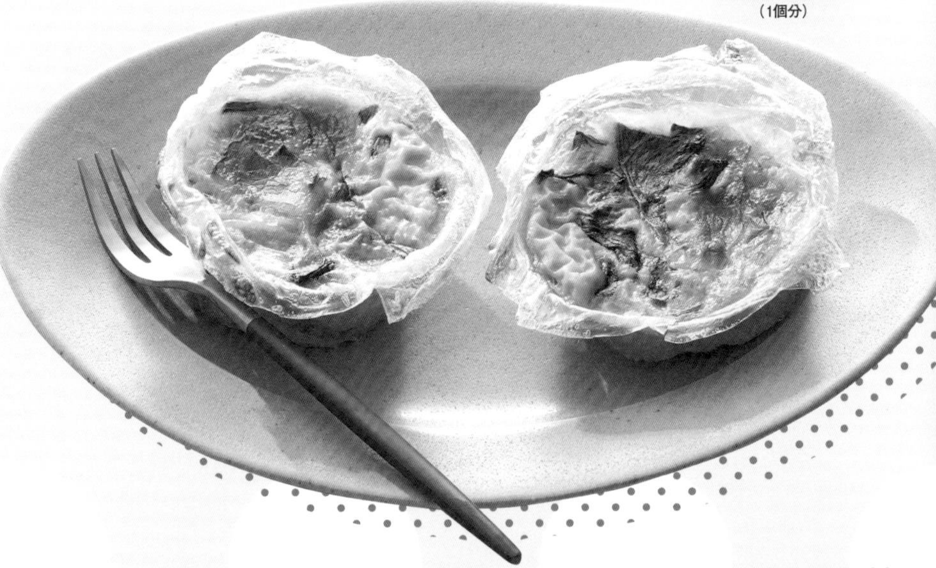

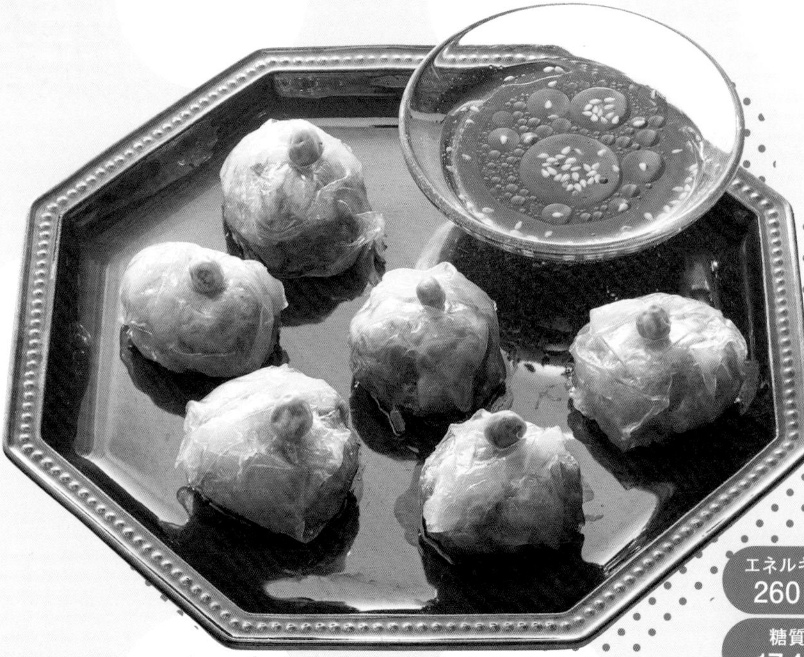

エネルギー
260 kcal

糖質
17.4 g
（1人分）

ライスペーパーでプルもちシュウマイ

本場の飲茶もびっくりなライスペーパーでグルテンフリーのシュウマイ
そのまま食べてもおいしいですが、たれもまた激ウマ

材料（2～3人分）

ライスペーパー… 4枚
豚ひき肉…200g
玉ねぎ（みじん切り）…1/2個分
A
- 酒・しょうゆ・片栗粉…各大さじ1
- しょうが（すりおろす）…小さじ1
- 顆粒チキンスープの素（中華風）…小さじ1/2
- 塩・こしょう…各少々

グリーンピース（冷凍）…適宜
B
- しょうゆ・ごま油…各大さじ1
- 酢…大さじ1/2
- 白いりごま…適量

作り方

1. ライスペーパーは調理ばさみで4等分に切る。Bは混ぜ合わせておく。耐熱皿にクッキングシートをのせておく。
2. ボウルに玉ねぎ、ひき肉を入れてよく練り混ぜ、Aを加えてさらに混ぜ、16等分する。
3. ①のライスペーパーはサッと水にくぐらせ、②の肉だねを丸めてのせる。ライスペーパーで包み、好みでグリーンピースをのせて①のクッキングシートに並べる。
4. クッキングシートもう1枚を水でぬらして③にかぶせる。さらにふんわりとラップをし、電子レンジ（600W）に6分ほどかけて火を通す。器に盛り、Bを添える。

マカロニ風 ライスペーパーのえびグラタン

まさかのライスペーパーマカロニ爆誕！
マカロニよりもモチモチで大成功です👍 グラタンのホワイトソースに使う
小麦粉を米粉に統一すればカンペキです✌

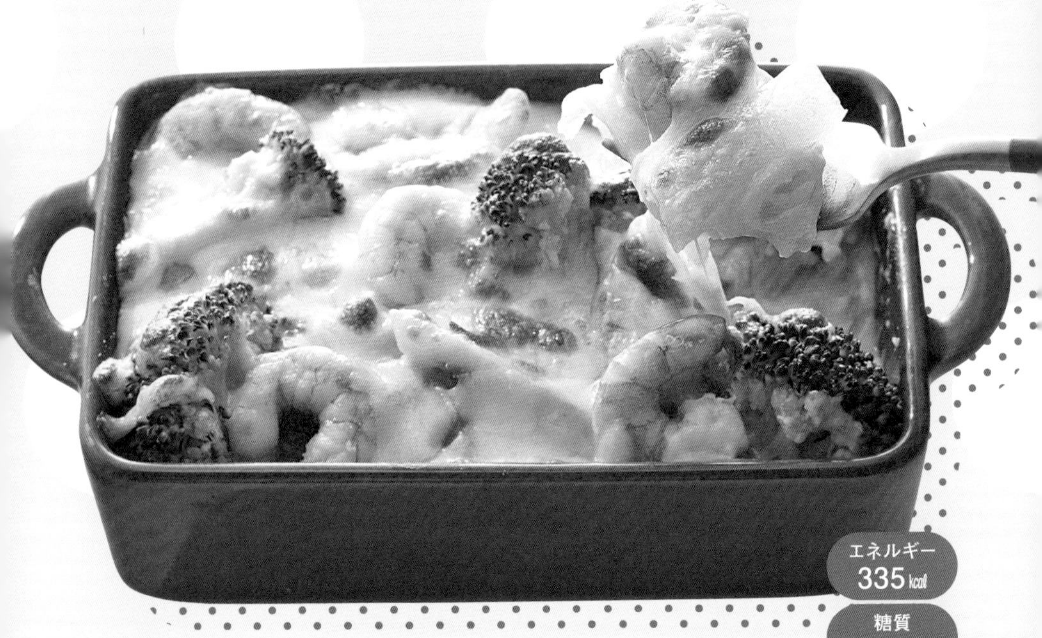

エネルギー
335kcal
糖質
36.1g
（1人分）

材料（2人分）

ライスペーパー…２枚
玉ねぎ（縦に薄切り）…1/2個分
にんじん（半月切り）…1/5本分
じゃがいも（半月切り）…１個分
米粉…大さじ３
A［ 牛乳…１と1/2カップ
　　顆粒スープの素（洋風）…小さじ２
ゆでむきえび（尾を除く）…小10尾分（30g）
ブロッコリー（ゆでる）…小６房分
ピザ用チーズ…30g
オリーブ油…大さじ1/2

作り方

❶ ライスペーパーを水にくぐらせて柔らかくし、手前からクルクルと丸めて棒状にする。調理ばさみで４cm長さに切る。

❷ フライパンにオリーブ油を中火で熱し、玉ねぎ、にんじん、じゃがいもを５分ほど炒める。米粉をふり入れて炒め、粉っぽさがなくなったらAを加える。とろみがついたら、①を加えてサッと混ぜる。

❸ グラタン皿に流し入れ、えび、ブロッコリーをのせる。チーズを散らし、オーブントースターで５分ほどこんがりと焼く。

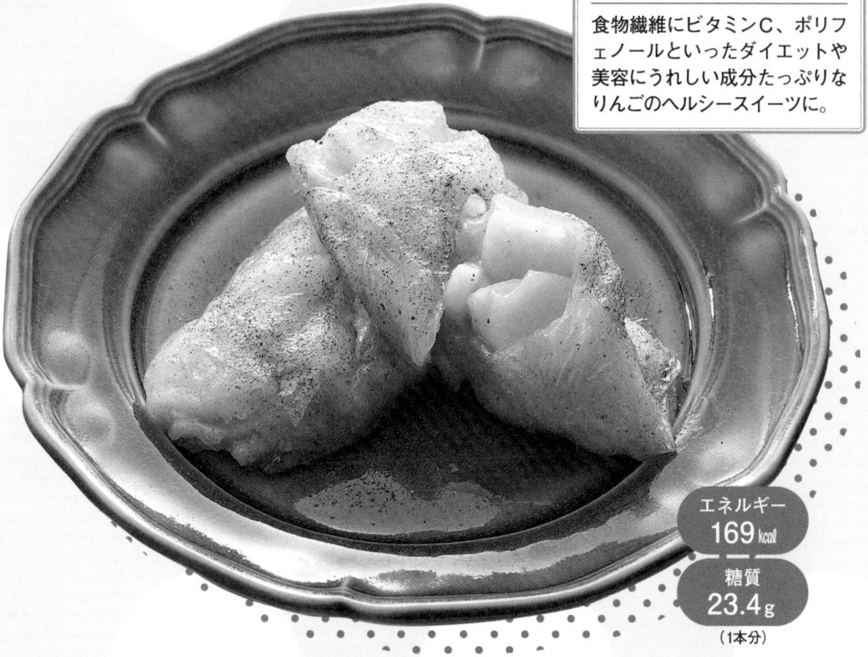

ヘルシーポイント

食物繊維にビタミンC、ポリフェノールといったダイエットや美容にうれしい成分たっぷりなりんごのヘルシースイーツに。

エネルギー 169kcal
糖質 23.4g
（1本分）

ライスペーパーで 簡単アップルパイ

生地はパリッ、中はトロ〜リ 絶品すぎてごめんなさい
スイーツだってイケちゃう！ ライスペーパーの無限の可能性、感じちゃうよね

材料（作りやすい分量）

ライスペーパー… 4枚
りんご（8㎜厚さのいちょう切り）… 1個分
A
- 天然甘味料（顆粒）・ココナッツオイル（またはバター20g）…各大さじ2
- はちみつ…大さじ1
- シナモンパウダー…適宜

片栗粉…大さじ1
ココナッツオイル（またはバター）…10g
シナモンパウダー…適宜

作り方

1. 耐熱ボウルにりんごを入れ、Aを加えてサッと混ぜる。ラップをせずに電子レンジ（600W）に4分ほどかける。熱いうちに片栗粉を加えて混ぜ、とろみをつけて粗熱をとる。
2. ライスペーパーを水に浸して柔らかくし、①の1/4量を手前にのせる。左右を内側に折り、手前からクルクルと巻く。同様に合計4個作る。
3. フライパンにココナッツオイルを中火にかけ、②の巻き終わりを下に並べる。2〜3分焼いて上下を返し、さらに2〜3分焼いて器に盛り、好みでシナモンパウダーをふる。

オートミールで

フォロワーの声

「毎日朝ごはんに作ってます。いつもオートミールレシピ参考にしてます」

「おいしかったです。すごくお腹いっぱいに！」

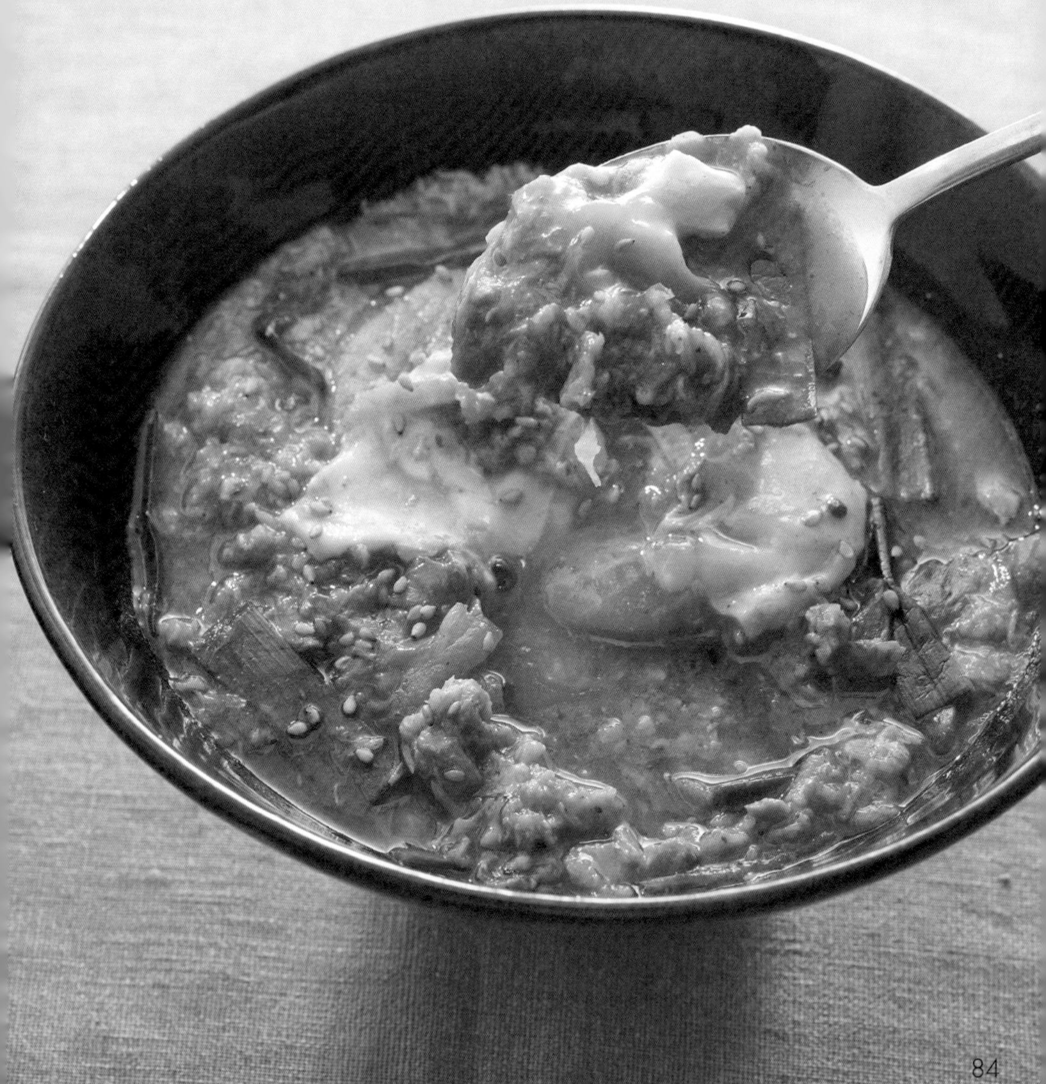

クッパ風のアレンジ

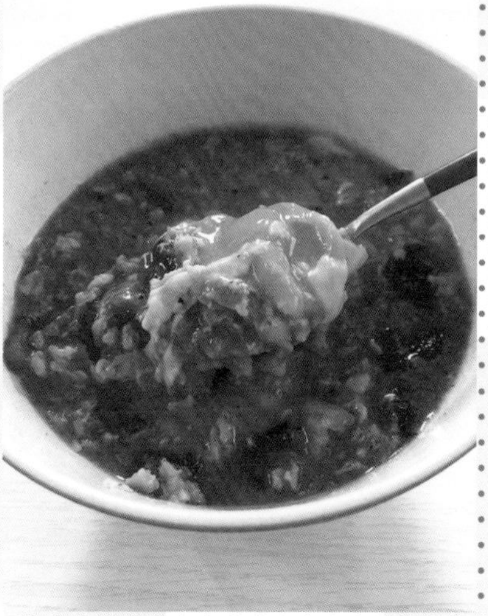

トマトチーズクッパ風

栄養満点！ 真っ赤なトマトを使って、
ちょっぴりイタリアン風にアレンジ

材料 (1人分)

オートミール…大さじ4
A ［水… 1と1/4カップ
　 顆粒チキンスープの素(中華風)・
　 コチュジャン…各小さじ1
白菜キムチ(刻む)…30g
トマト(ざく切り)…適量
ツナ(缶詰／水煮)… 1缶(70g)
卵… 1個
ピザ用チーズ…適量

作り方

❶耐熱カップにオートミール、Aを混ぜ合わせる。キムチ、トマト、ツナを汁ごと加え、中央に卵を割り入れる。
❷卵黄をようじで刺し、チーズを散らす。ふんわりとラップをして電子レンジ(600W)に5分ほどかける。

焼肉屋さんのカルビクッパ風

ダイエット中に敬遠しがちな焼肉。
さらに縁遠くなりがちなのが
韓国風スープご飯のクッパ
あの味をギルトフリーで楽しめる
自慢の一品！ インスタで400万回超
再生されたテッパンレシピです♥

材料 (1人分)

オートミール…大さじ4
A ［水… 1と1/4カップ
　 顆粒チキンスープの素(中華風)・
　 コチュジャン…各小さじ1
白菜キムチ(刻む)…30g
にら(4㎝長さに切る)… 3本分(10g)
ツナ(缶詰／水煮)… 1缶(70g)
卵… 1個
白いりごま…適宜

作り方

❶ 耐熱カップにオートミール、Aを混ぜ合わせる。キムチ、にら、ツナを汁ごと加え、中央に卵を割り入れる。
❷ 卵黄をようじで刺し、ふんわりとラップをして電子レンジ(600W)に5分ほどかける。好みで白ごまをふる。

エネルギー 242kcal
糖質 18.9g
(1人分)

マグカップで
オートミールオムライス

みんな大好き洋食メニューをヘルシーにしちゃいました！
1人ランチにぴったり✨　フォロワーさんから
「お弁当にしてもおいしかった」の声、もらってます👍

材料（1人分）

オートミール…大さじ4
ツナ（缶詰／水煮）…1缶（70g）
A［トマトケチャップ…大さじ1
　黒こしょう（粗びき）…適量
スライスチーズ…1枚
溶き卵…2個分
トマトケチャップ…適宜

作り方

1. 耐熱カップにオートミール、水1/4カップ（分量外）を混ぜ合わせ、ラップをせずに電子レンジ（600W）に1分ほどかける。
2. ツナを汁ごとを加え、**A**も加えて混ぜ合わせる。チーズ、溶き卵を順にのせてふんわりとラップをし、電子レンジ（600W）に2～3分かける。好みでトマトケチャップをかける。

ヘルシーポイント😁

ダイエット中はガマン……と、諦めがち。オムライスのあの味をオートミールを使って罪悪感なく再現しました。マグカップで1人分だけ作れば食べ過ぎも防止できます。

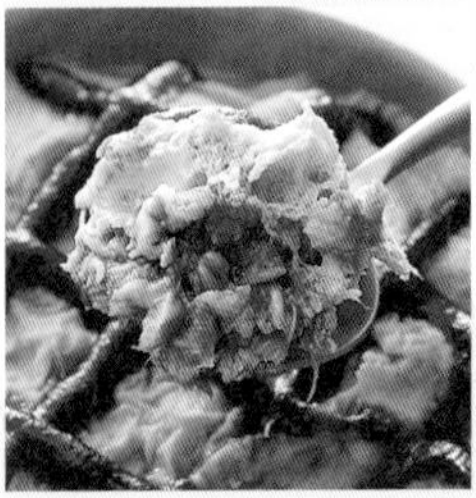

食べたら
オムライスの
味😋

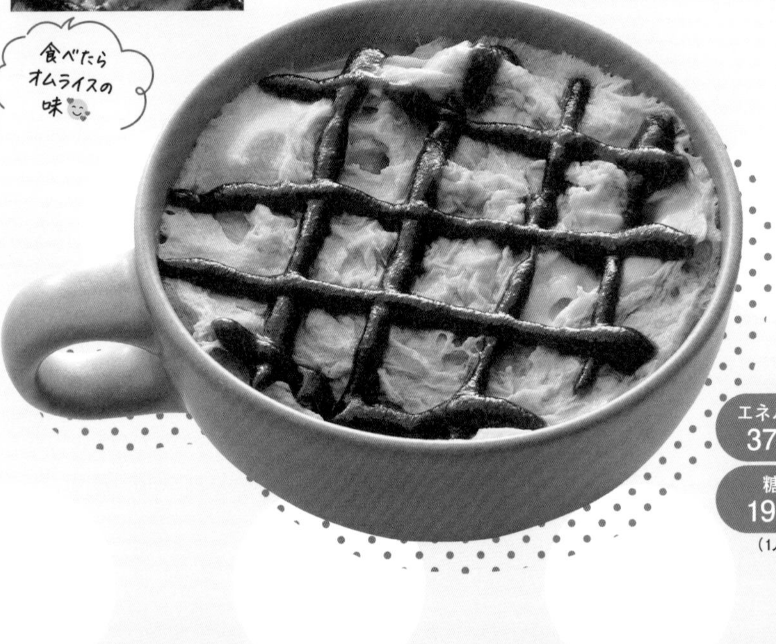

エネルギー
370 kcal

糖質
19.8 g
（1人分）

エネルギー
336 kcal

糖質
19.5 g
（1人分）

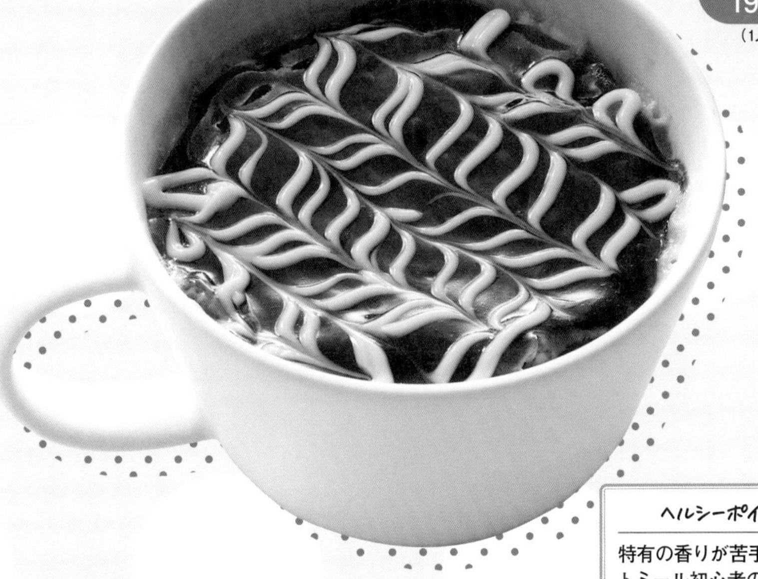

ヘルシーポイント

特有の香りが苦手というオートミール初心者の方でもおいしく食べられるしっかり味。ソースをたっぷりかけたい場合は低糖質タイプを選ぶのがおすすめ。

マグカップで 納豆入りお好み焼き

完璧にお好み焼きの見た目と味なんです✌
食べると納豆とねぎが最高のハーモニー✨ 深みのある味はクセになります！
削り節や青のりをふるとお好み焼き感、増し増しですよ😊

材料（1人分）

オートミール…大さじ4
A
- 溶き卵… 1個分
- 顆粒だしの素…小さじ1/2
- 長ねぎ（小口切り）…1/4本分
- 納豆（混ぜる）… 1パック

ピザ用チーズ…20g
お好み焼きソース・マヨネーズ…各適宜

作り方

1. 耐熱カップにオートミール、水1/4カップ（分量外）を混ぜ合わせ、ラップをせずに電子レンジ（600W）に1分ほどかける。
2. Aを加えて混ぜ合わせ、チーズをのせる。ラップをせずに電子レンジ（600W）に2分かける。好みでソース、マヨネーズをかける。

オート
ミールで

マグカップで
町中華風チャーハン

ちょっと懐かしいような、昭和レトロっぽいハムと卵のチャーハンのイメージ✨
気取らない味は誰が食べても間違いのないおいしさ！
なんだかホッとしちゃいます😊

材料（1人分）

オートミール…大さじ 4
卵… 1 個
A
ベーコン（薄切り／ハーフタイプ）… 1 枚
玉ねぎ（みじん切り）…大さじ 1
顆粒チキンスープの素（中華風）・ごま油…各小さじ 1
黒こしょう（粗びき）…少々
細ねぎ（小口切り）・黒こしょう（粗びき）…各適量

作り方

1. Aのベーコンは 1 cm幅に切る。
2. 耐熱カップにオートミール、水1/4カップ（分量外）を入れ、卵を割り入れて混ぜる。Aを加えて全体を混ぜ合わせ（写真ⓐ）、ラップをせずに電子レンジ（600W）に 2 分ほどかける。
3. 熱いうちに全体を大きく混ぜる（写真ⓑ）。細ねぎを加えてさらに混ぜ、黒こしょうをふる。

エネルギー 246 kcal
糖質 16.4 g
（1人分）

ⓐ
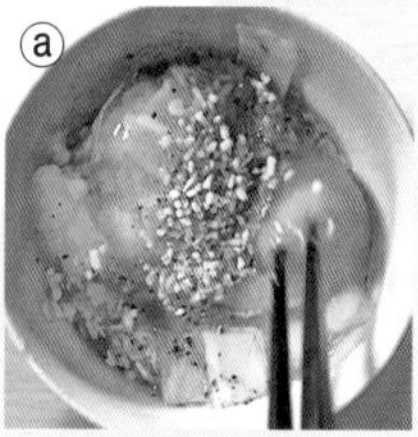
粘りけが出るのでオートミールの粒をなるべくつぶさないように混ぜて。

ⓑ
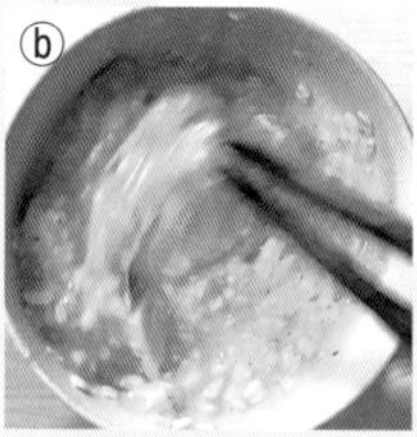
全体を大きく切るように混ぜ、卵をふんわりと仕上げる。

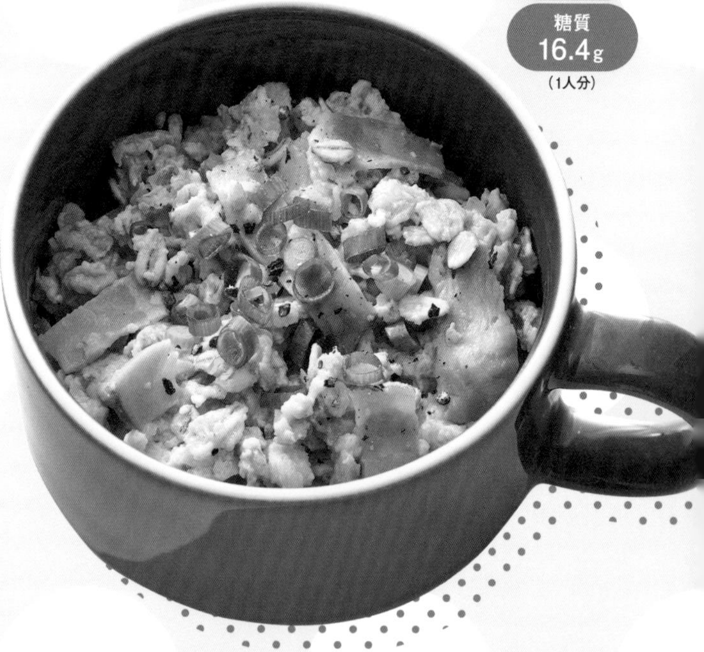

オートミールで とろとろチーズキンパ

酢飯ではなくご飯を使って作る韓国風のり巻き、キンパのオートミール版♥
ラップで包んでお弁当にするのもおすすめ！ 仕上げに白いりごまをふっても

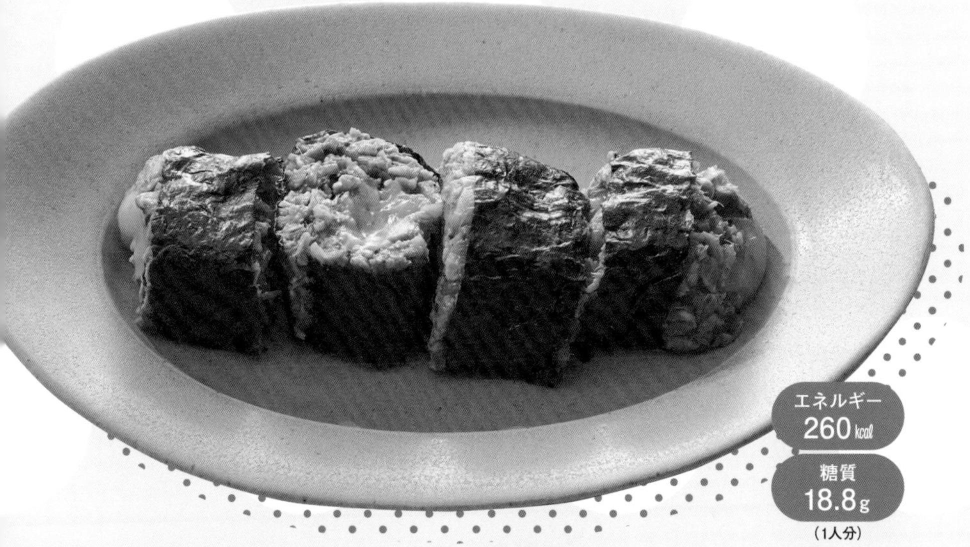

エネルギー 260kcal
糖質 18.8g
（1人分）

材料 (1人分)

オートミール…大さじ4
白菜キムチ(刻む)…30g
ツナ(缶詰／水煮)… 1缶(70g)
A 焼肉のたれ(市販)・ごま油…各小さじ1
A コチュジャン…小さじ1/2
焼きのり(全形)…1/2枚
ピザ用チーズ…適量

ヘルシーポイント

ピリ辛ご飯で包んだチーズがトロ〜リのびるチーズキンパ。ご飯をオートミールにチェンジすれば、食後の血糖値の上昇度が低い〝低GI〟となり、太りにくくなるといわれています。

作り方

1. 耐熱ボウルにオートミール、水1/4カップ(分量外)を混ぜ合わせ、ラップをせずに電子レンジ(600W)に1分ほどかける。キムチ、ツナを汁ごと加え、**A**も加えて混ぜ合わせる。
2. ラップを広げてのりをのせ、①を薄く広げる。手前側にチーズを山盛りでのせ、巻きすの要領でラップで押さえながら手前からクルクルと巻く。
3. 好みの大きさに切り分け、耐熱皿にのせる。ふんわりとラップをし、電子レンジ(600W)に30秒ほどかける。

オート
ミールで

ザックザク！
オートミールクッキー♥

フォロワーさんからも高評価 口さみしいときに安心してポイッと食べられる
ザクザク食べて罪悪感ゼロって最高すぎ！

材料（作りやすい分量）

A
- オートミール…大さじ8
- 溶き卵…１個分
- 天然甘味料(顆粒)…大さじ3
- オリーブ油…大さじ１
- 塩…１つまみ

チョコペン…適宜

ヘルシーポイント

一般的なクッキーよりも噛みごたえがあり、少量でも満足できるので、ダイエット中の間食にぴったり。ドライフルーツやナッツを加えるなど、ヘルシーアレンジもおすすめです。

作り方

1. オーブンは180℃に温めておく。ボウルにAを入れ、オートミールをつぶしながらしっかり混ぜ合わせ、15分ほどおいてなじませる。
2. 天板にクッキングシートを敷き、①の生地を食べやすい大きさにスプーンで落とし、丸形に整える。
3. 焦げないように注意しながらオーブンで20～25分焼く(焦げそうになったらアルミ箔をかぶせる)。網などに取り出して冷まし、好みでチョコペンでデコレーションする。

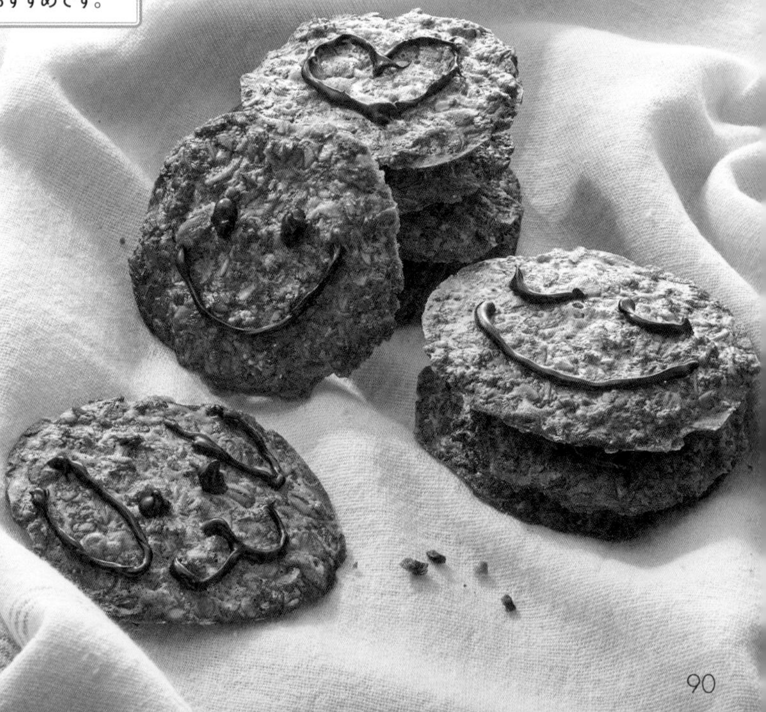

エネルギー
357kcal
糖質
28.9g
(全量)

PART 5

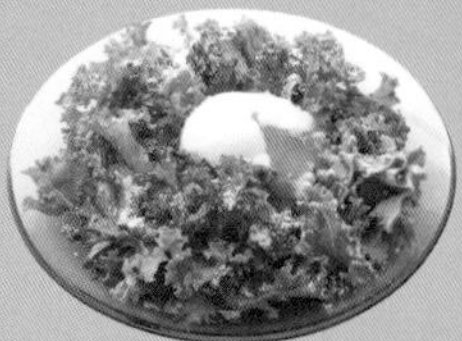

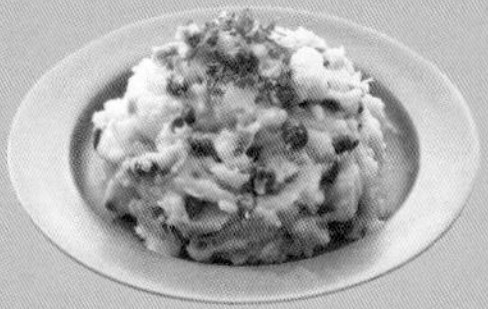

キレイやせに必須！
すっきり腸活レシピ

スムーズなお通じを目指す〝腸活〟は
ダイエットにおける重要テーマ！
経験上、「野菜ときのこをたっぷり食べる」
「発酵食品は毎日続ける」という2つのポイントを
押さえると、腸が元気になるように感じています。
野菜やきのこは難しく考えず
いろんな種類を組み合わせて。
発酵食品は1日のなかで
何種類かをとりたいと思っています。

野菜・きのこで

野菜やきのこは腸活の強い味方。オクラなどのネバネバ野菜や海藻類などに含まれる水溶性食物繊維、きのこやごぼうなどに多く含まれる不溶性食物繊維、どちらもバランスよくとるよう心がけています。

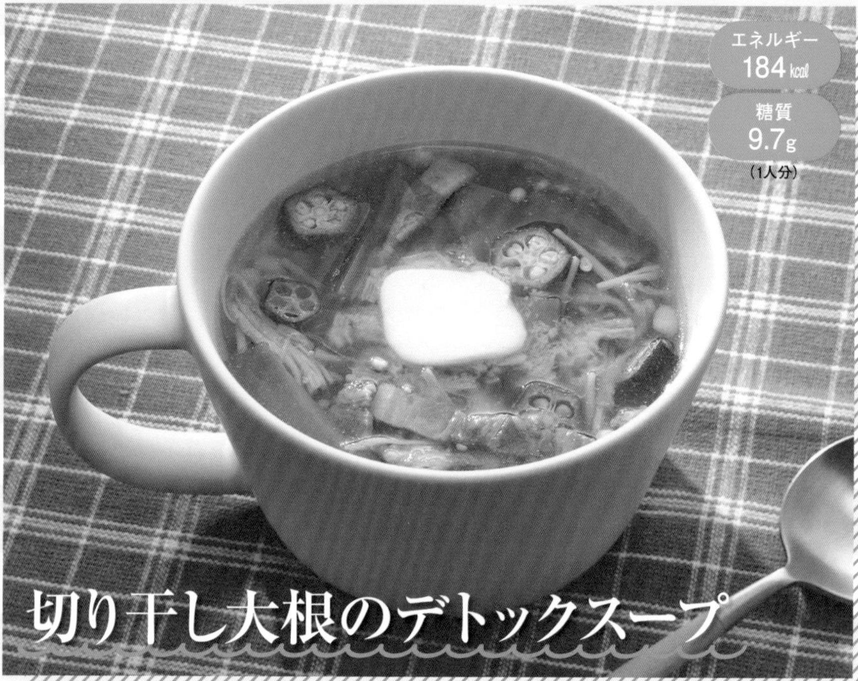

エネルギー 184kcal
糖質 9.7g
(1人分)

切り干し大根のデトックスープ

こんなにおいしすぎて食物繊維も豊富。栄養満点でダイエットの味方ってどゆこと!?
朝昼晩、いつ食べてもOK。腸活にひと役買ってくれる、切り干し大根のスープ

材料 (2人分)

切り干し大根(乾燥)…10g
えのきたけ… 1袋(100g)
にんじん…1/5本
オクラ… 2個
ベーコン(薄切り)… 1枚
A
- 水… 2と1/2カップ
- 酒…大さじ1
- 固形スープの素(洋風)… 1個
- にんにく(すりおろす)…小さじ1/2

バター…適宜

作り方

1. 切り干し大根はサッと洗い、食べやすい長さに切る。えのきたけは根元を除いて4cm長さに切る。にんじんは4cm長さの短冊切りにする。オクラはガクをむいて小口切りにする。ベーコンは1cm幅に切る。
2. 鍋にAを混ぜ合わせて①を加え、ふたをして強めの中火にかけて3～5分煮る。途中水分が足りなくなったら水適量(分量外)を足す。野菜が柔らかくなったら器に盛り、好みでバターを加える。

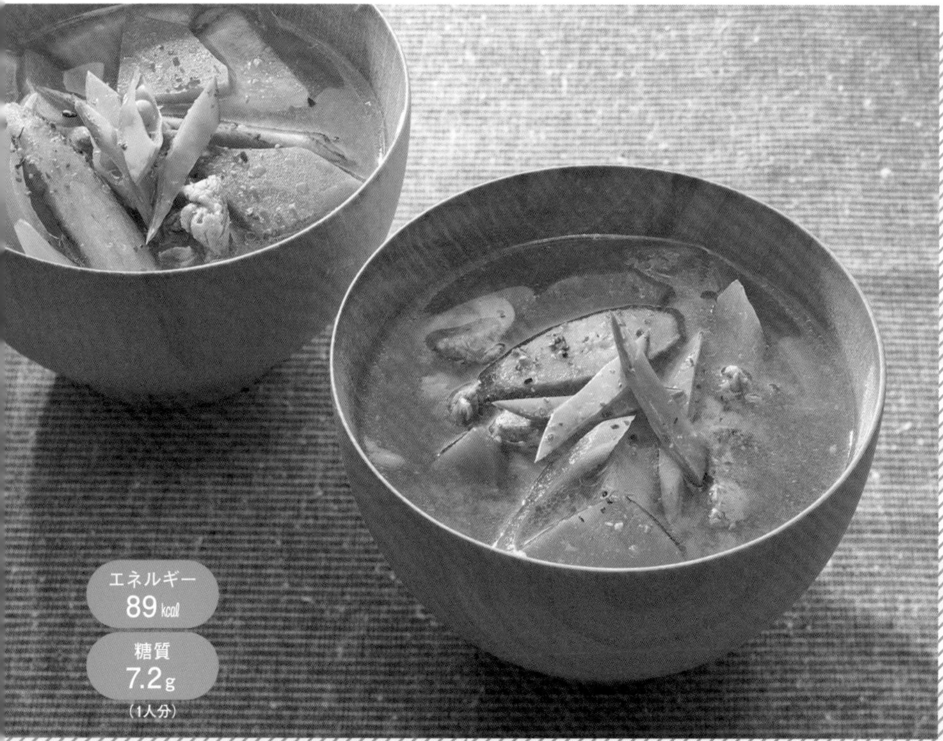

エネルギー
89 kcal

糖質
7.2 g
（1人分）

やせる豚汁

野菜もタンパク質も一度にとれて、食べるとホッとする！
ダイエットの強い味方の豚汁。だしをとらなくても、
豚肉と野菜からうまみが出るので、間違いのないおいしさです

材料（4人分）

豚こま切れ肉…200g
ごぼう… 1本
大根…150g
玉ねぎ…1/2個
にんじん…1/3本
ごま油…大さじ1/2
みそ…大さじ3
絹さや（ヘタと筋を除いて斜め切り）
　… 4枚分
一味とうがらし…適宜

作り方

1. 豚肉は食べやすい大きさに切る。ごぼうは皮をこそげて斜め薄切りにする。大根、にんじんは薄いいちょう切り、玉ねぎは縦に薄切りにする。
2. 鍋にごま油を中火で熱し、①の野菜を3分ほど炒め、油が回ったら豚肉を加えて炒める。豚肉の色が半分ほど変わったら水5カップ（分量外）を加え、野菜が柔らかくなるまで7～8分煮る。
3. みそを溶き入れ、絹さやを加えて1分ほど煮る。器に盛り、好みで一味とうがらしをふる。

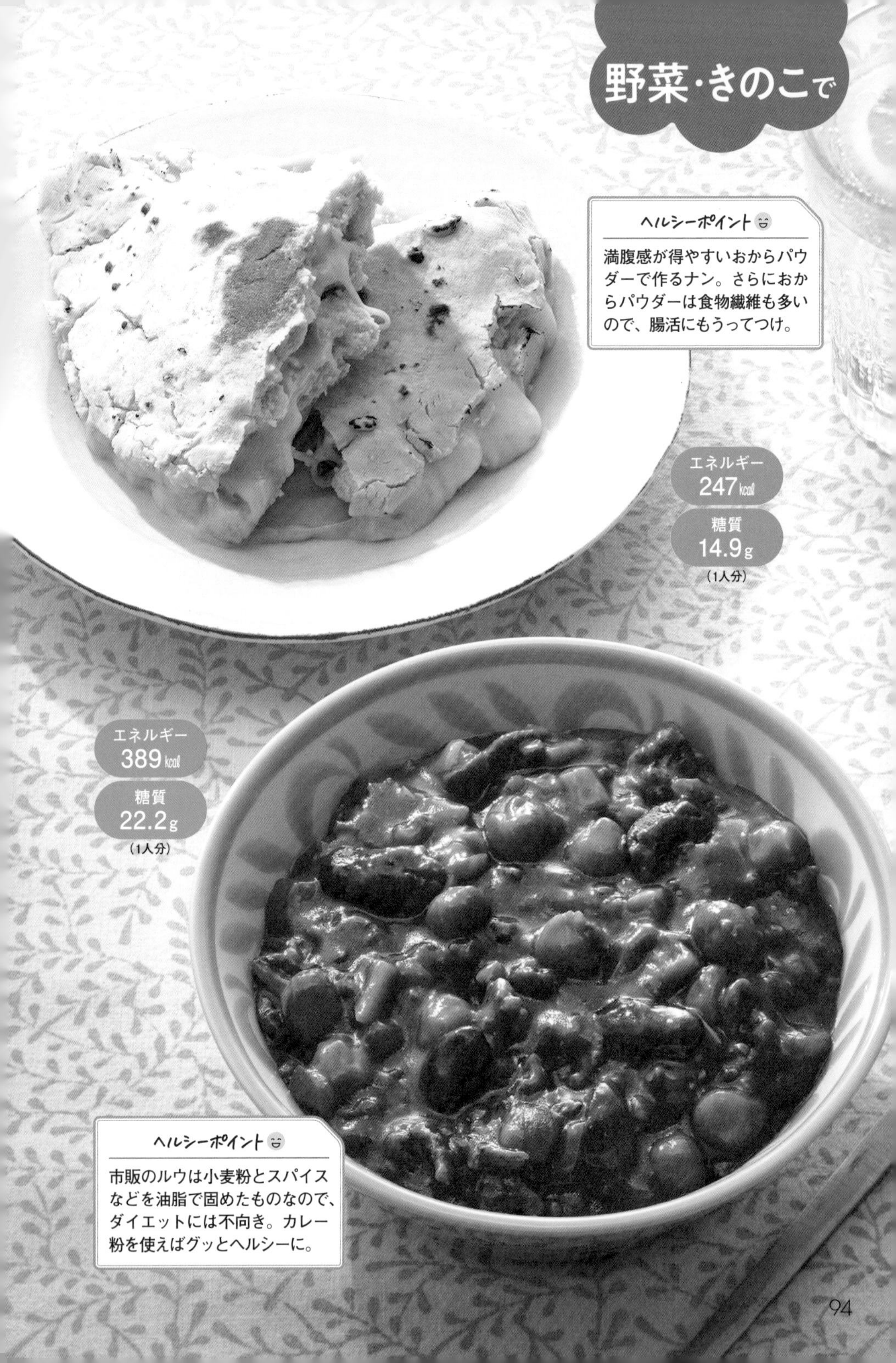

ヘルシーポイント

満腹感が得やすいおからパウダーで作るナン。さらにおからパウダーは食物繊維も多いので、腸活にもうってつけ。

エネルギー
247kcal
糖質
14.9g
（1人分）

エネルギー
389kcal
糖質
22.2g
（1人分）

ヘルシーポイント

市販のルウは小麦粉とスパイスなどを油脂で固めたものなので、ダイエットには不向き。カレー粉を使えばグッとヘルシーに。

トロけるチーズナン

チーズがトロける手作りナンは、おからパウダー効果で1枚でお腹いっぱいに😀
カレーと一緒に食べてもいいし、そのまま軽食として食べてもおいしい！

材料 (1人分)

A
- おからパウダー…大さじ 5
- 片栗粉…大さじ 1 と1/2
- 天然甘味料(顆粒)…大さじ 1
- ベーキングパウダー…小さじ1/2

オリーブ油…小さじ1/2
ピザ用チーズ…適量

作り方

1. ボウルに**A**を混ぜ合わせ、水70mℓ（分量外)、オリーブ油を加える。生地がまとまるまで、こねるように混ぜる。
2. まな板にクッキングシート(フライパン用)を広げて①をのせ、薄い丸形にのばす。左半分にチーズをのせる。クッキングシートごと、チーズを包むように半分に折りたたみ、縁をギュッと押さえて閉じる。
3. フライパンに②をクッキングシートごとのせ、中火にかける。5分たったら上下を返してさらに5分焼く。

豆ときのこのキーマカレー

ダイエット中だってカレーをおいしく食べたい日もある🍛
きのこと豆をたっぷり入れて、腸内環境改善を目指して👍

材料 (2〜3人分)

合いびき肉…300g
玉ねぎ…1/2個
エリンギ… 1 本(40g)
しめじ…1/2袋(50g)
オリーブ油…大さじ1/2
にんにく(すりおろす)…小さじ 1
ミックスビーンズ(水煮)…100g
米粉…大さじ 3

A
- トマトジュース(無塩)… 2 カップ
- プレーンヨーグルト(無糖)…大さじ 4
- ローリエ(あれば)… 1 枚

B
- しょうゆ…大さじ 1 と1/2
- カレー粉・顆粒スープの素(洋風)・ターメリック(あれば)…各小さじ 1
- 塩…小さじ1/2
- 黒こしょう(粗びき)…少々

作り方

1. 玉ねぎ、エリンギはみじん切りに、しめじは石づきを除いてみじん切りにする。
2. フライパンにオリーブ油、にんにくを入れて中火で熱し、ひき肉、玉ねぎを加えて3分ほど炒める。エリンギ、しめじ、水けをきったミックスビーンズを加えて炒め合わせ、全体に油が回ったら米粉をふり入れ、粉っぽさがなくなるまで炒める。
3. **A**を加えて5分ほど煮る。**B**を加えてとろみがつくまでさらに3〜4分煮る。

ヘルシーポイント

低カロリーなえのきたけは食物繊維が豊富なうえ、糖質の代謝に欠かせないビタミン B_1、B_2もたっぷりで、ダイエット中にピッタリ。

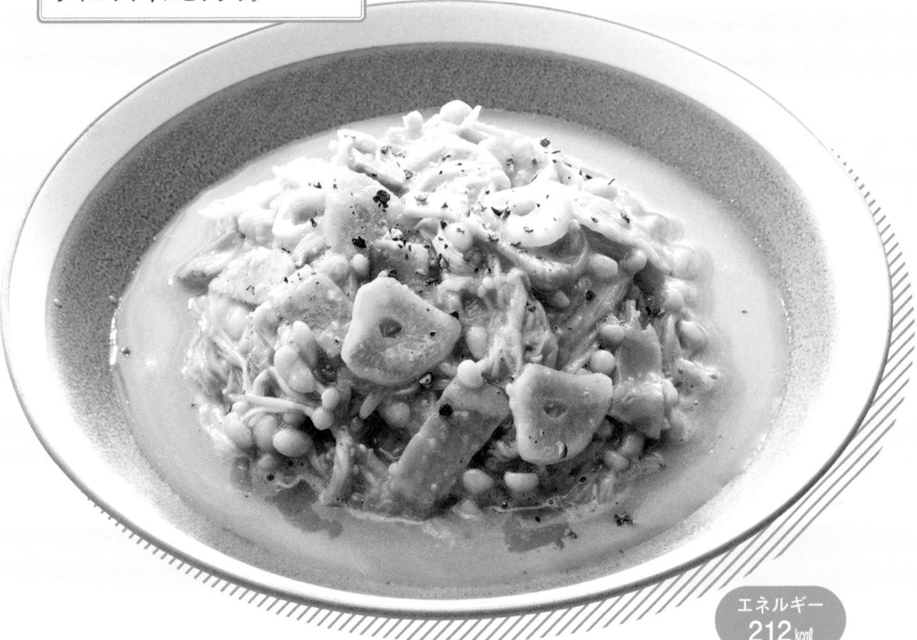

エネルギー 212kcal
糖質 5.4g
（1人分）

えのきボナーラ

カルボナーラが大好きだけど罪悪感も
パスタをえのきに置き換えるだけでギルトフリー化！ おいしさはそのままで、食べ終わったあとの多幸感がすごい えのきたけって麺だったんだ…！

材料（1～2人分）

えのきたけ… 2袋(200g)
ベーコン(薄切り)… 2枚
にんにく(薄切り)… 1かけ分
A ［溶き卵… 1個分
粉チーズ…大さじ 3
しょうゆ…大さじ 1
オリーブ油…小さじ 1
黒こしょう(粗びき)…適量

作り方

1. えのきたけは根元を除いてほぐす。ベーコンは 1 cm幅に切る。ボウルに**A**を混ぜ合わせておく。
2. フライパンにオリーブ油、にんにくを入れて中火にかける。香りが立ったらえのきたけ、ベーコンを加えて炒める。しんなりとしたら火を止め、**A**を加えて手早く混ぜる。器に盛り、黒こしょうをふる。

きのことさけのレンジ包み蒸し

速攻で完成するので、3日に1回登場するメニュー
特売のさけを使っても、たっぷりきのこのうまみで
和食店みたいな上品な味に

材料（1人分）

生ざけ（切り身）… 1切れ（100g）
えのきたけ…1/2袋（50g）
まいたけ…1/2パック（50g）
長ねぎ…1/2本
A［酒・しょうゆ…各小さじ1
　 塩・こしょう…各少々
バター…少々

ヘルシーポイント

さけに含まれるアスタキサンチンは脂質の燃焼を促す働きがあるといわれています。

作り方

1. えのきたけは根元を除いてほぐし、長さを半分に切る。まいたけは食べやすくほぐす。長ねぎは斜め薄切りにする。
2. 耐熱皿にクッキングシートを広げ、ねぎを真ん中にのせ、さけを重ねる。さけのまわりにきのこを並べ、**A**を回しかけてバターをのせる。
3. クッキングシートを閉じてキャンディ包みにする。電子レンジ（600W）に4～5分かけて火を通す。

エネルギー 215kcal
糖質 6.0g
（1人分）

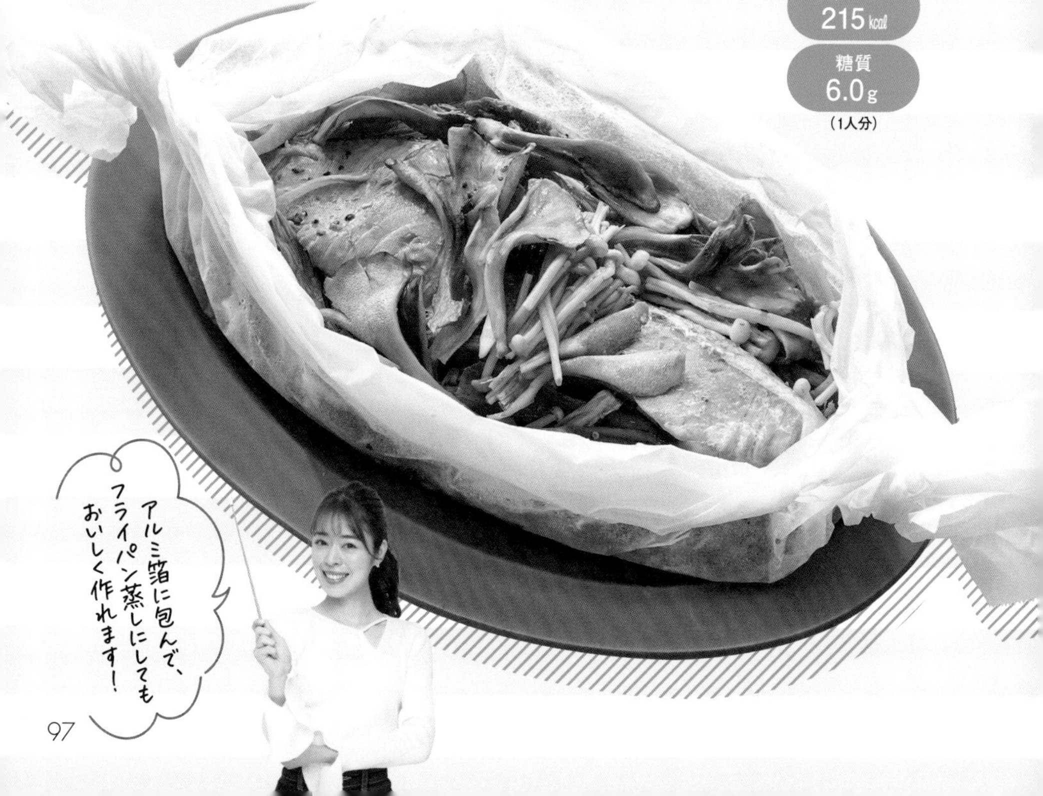

野菜・きのこで

えのきと豆苗の豚肉巻き

子どもにも人気の〝肉巻き〟は、えのきと豆苗を使うととってもヘルシー
キュッとした食感で満足度も高め！ ごま油の風味にそそられますよ

材料（2人分）

豚ロース肉（薄切り）… 6枚
豆苗… 1袋
えのきたけ…1/2袋（50g）

A
- しょうゆ・酢…各大さじ1
- ごま油…大さじ1/2
- みそ…小さじ1
- 白いりごま…適量

作り方

1. 豆苗は根元を除いて長さを半分に切る（写真ⓐ）。えのきたけは根元を除いてほぐす。**A**は混ぜ合わせておく。
2. 豚肉を1枚ずつ広げ、①の豆苗とえのきたけを1/6量ずつのせ、手前からクルクルと巻く（写真ⓑ）。
3. 耐熱皿に②の巻き終わりを下にして並べてふんわりとラップをし、電子レンジ（600W）に4分ほどかける。食べるときに**A**をかける。

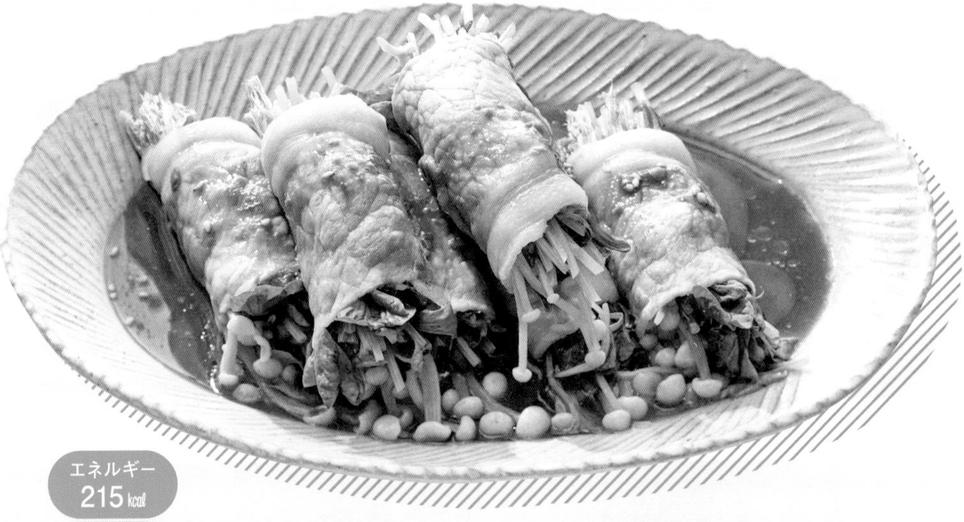

エネルギー 215kcal
糖質 3.0g
（1人分）

ⓐ

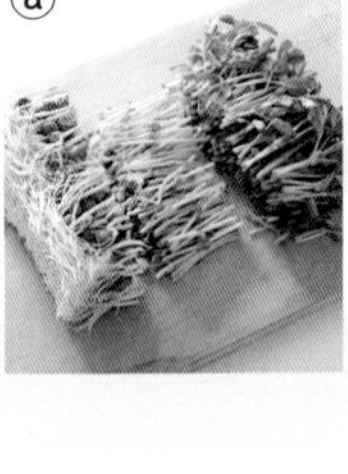

切り落とした豆苗の根元は捨てずに、きれいな水に浸して再生栽培するのがおすすめ。

ⓑ

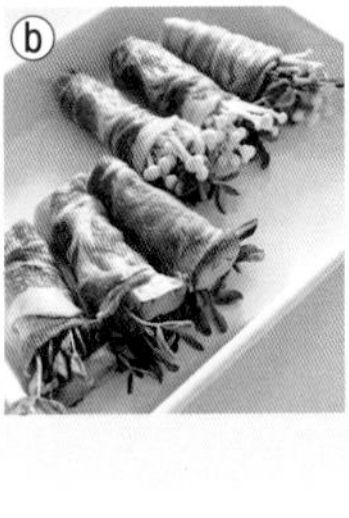

キュッときつめに豚肉を巻く。えのきたけはエリンギなど、好みのきのこに代えても。

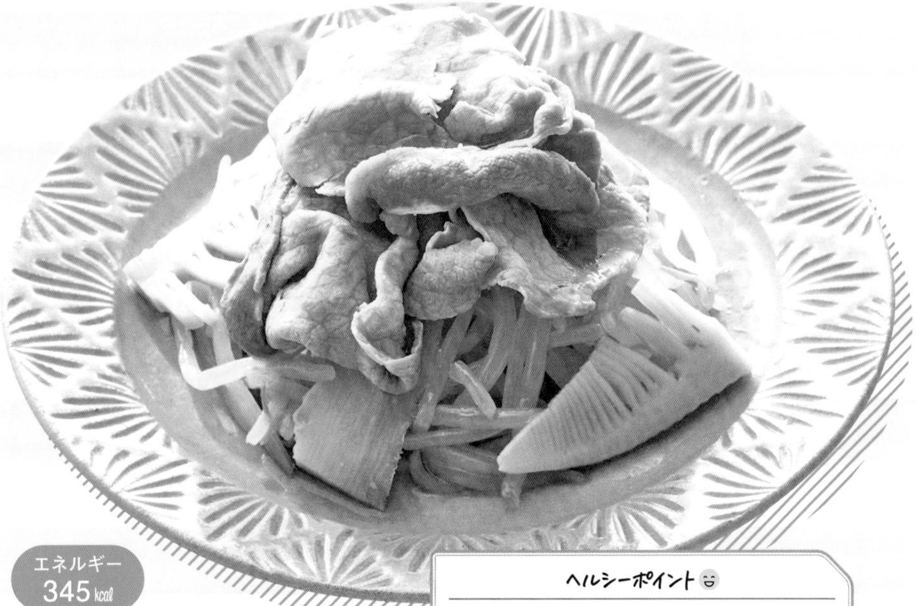

エネルギー
345kcal

糖質
6.3g
（1人分）

ヘルシーポイント

肉類の脂に含まれる不飽和脂肪酸はとり過ぎると腸内環境が乱れる要因になるといわれています。バラよりも脂の少ないロースを選んだり、ゆでて脂を落としてからとるようにしています。

たけのこともやしの豚しゃぶ

たけのこともやしがたっぷり食べられるボリュームおかず。
豚肉はサッとゆでて脂質をオフ！ そのゆで汁で野菜をゆでるので
うまみたっぷり しっかり食べてデトックスを

材料（2人分）

豚ロース肉（しゃぶしゃぶ用）…150g
たけのこ（水煮）… 1袋（150g）
もやし… 1袋（200g）
A
- 水… 3カップ
- 顆粒チキンスープの素（中華風）…小さじ2

B
- めんつゆ（2倍濃縮）・ごま油…各大さじ2
- 酢…小さじ2

作り方

1. 豚肉は食べやすい大きさに切る。たけのこは水けをきり、長さを半分に切って薄切りにする。Bは混ぜ合わせておく。
2. 鍋にAを入れて中火にかけ、沸騰したら豚肉を1枚ずつ加えてサッとゆで、ざるに上げて粗熱をとる。
3. 鍋のアクを除いてたけのこを加えて2分ほどゆで、沸騰したらもやしを加えてサッとゆでる。ざるに上げて湯をきって器に盛り、②の豚肉をのせてBをかける。

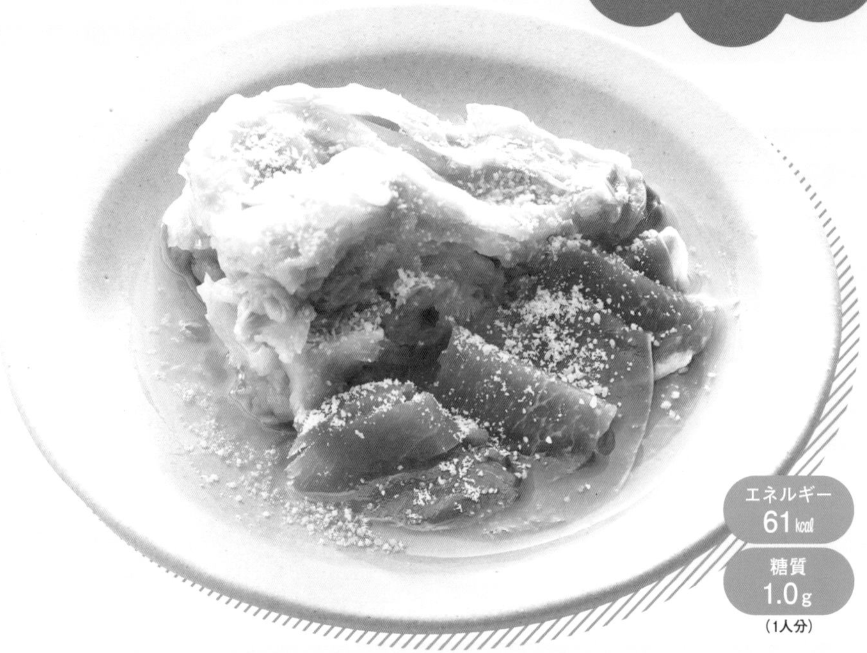

エネルギー
61kcal
糖質
1.0g
（1人分）

トロトロまるごとキャベツ煮

キャベツまるごと1個をどーんと煮るだけで驚きのおいしさ！
ボリューミーなのにヘルシー♥
食べ過ぎた翌日のリセットメニューにもぴったり✨

材料（2〜3人分）

キャベツ…小1個
顆粒スープの素（洋風）…小さじ2
水…1/2カップ
生ハム（ちぎる）・粉チーズ…各適宜

作り方

1. キャベツは4等分に切り、芯を切り落とす。鍋に入れたら上から顆粒スープの素をふり、水を注ぐ。
2. ふたをして弱〜中火で最低13〜15分煮ると、キャベツに火が通る。トロッとさせるときは、焦げつかないように水（分量外）を足しながら、ふたをして弱火で煮込む。器に盛り、好みで生ハムをのせ、粉チーズをふる。

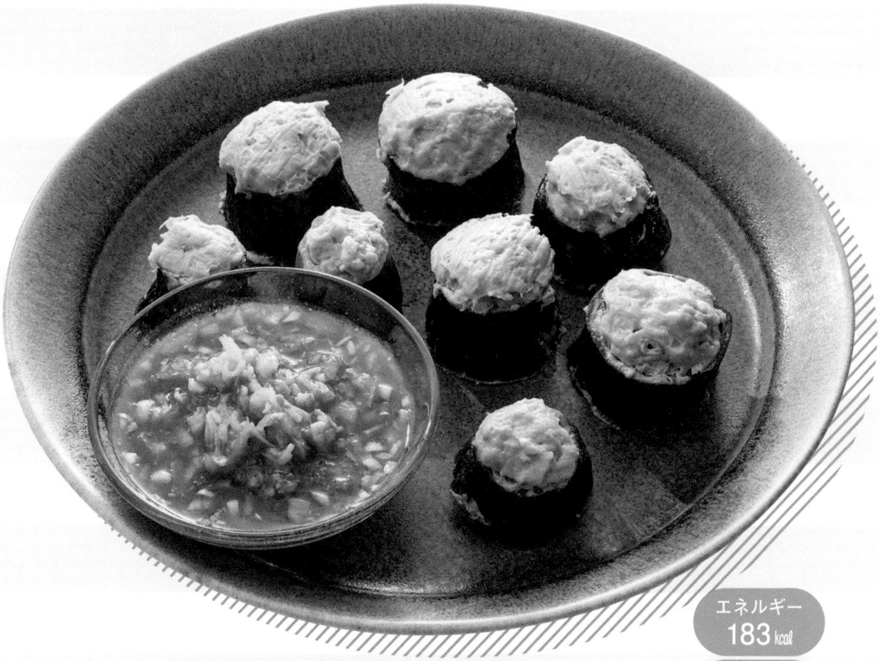

エネルギー
183 kcal

糖質
5.0g
（1人分）

うまなすシュウマイ

輪切りにしたなすをくりぬいて肉詰め風に🍆 見た目も味もシュウマイに勝てる！
パクッと食べると、なすと鶏肉のうまみがじゅわ〜んとあふれ出します😊

材料（2人分）

鶏ひき肉…150g
なす…2個

A
- 長ねぎ（みじん切り）…1/4本分
- しょうが（すりおろす）・しょうゆ・ごま油…各小さじ1
- 塩…小さじ1/4

B
- 長ねぎ（みじん切り）…1/4本分
- 酢…小さじ2
- しょうゆ・みそ…各小さじ1

作り方

1. なすはヘタを除いて2㎝厚さの輪切りにし、皮から5㎜ほど残してスプーンで丸くくりぬく。くりぬいたなすはみじん切りにする。**B**は混ぜ合わせておく。
2. ポリ袋にひき肉、みじん切りにしたなす、**A**を入れ、よく練り混ぜる。
3. ①のなすの皮に、②を均等に詰める。耐熱皿に並べてふんわりとラップをし、電子レンジ（600W）に7〜8分かけて火を通す。**B**のたれを添える。

箸が止まらなくなる 夏野菜サラダ

一年中おいしい定番サラダだけど、
旬の夏は毎日でも食べたくなります

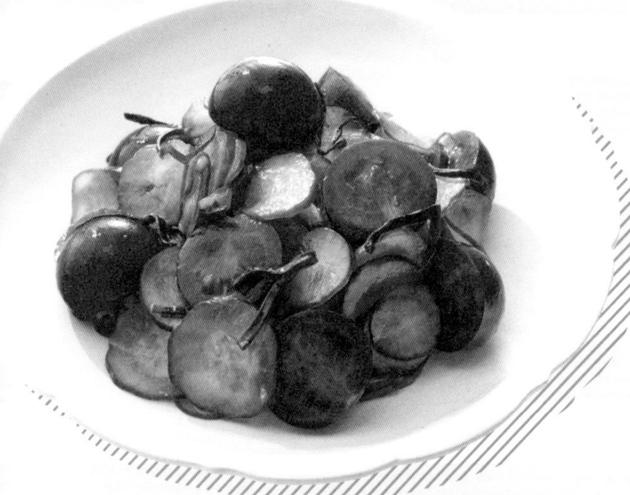

材料（2人分）

きゅうり…1本
塩…少々
ミニトマト…5個
塩昆布（細切り）…1つかみ
ごま油…小さじ1

作り方

❶きゅうりは薄い小口切りにして塩をふってもみ込み、5分ほどおき、出てきた水けを絞る。ミニトマトは半分に切る。
❷①に塩昆布、ごま油を混ぜ合わせる。

エネルギー 35kcal
糖質 2.8g
（1人分）

まるでデパ地下サラダ

栄養満点のケールが
パクパクたっぷり食べられる
レタスやキャベツでもOK！

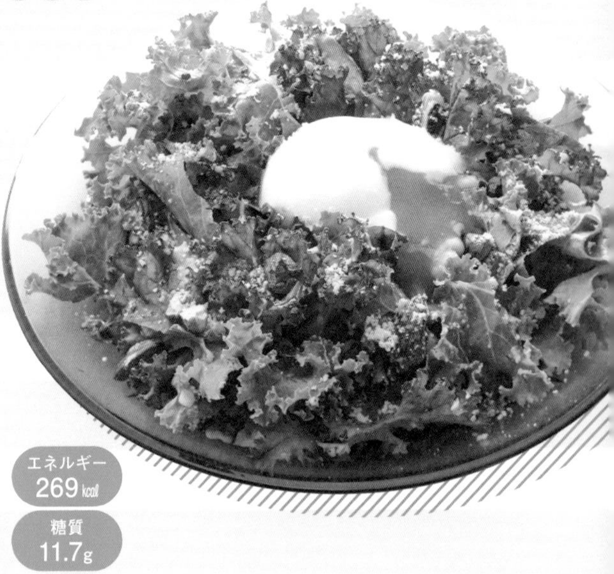

材料（2人分）

ケール（またはレタスなど）…60g
ミックスナッツ
（ローストしたもの／無塩）…適量
A［オリーブ油・酢・粒マスタード・はちみつ…各大さじ1
粉チーズ…大さじ1
温泉卵（市販）…1個

作り方

❶ケールは細切りにする。ミックスナッツは粗く砕く。
❷ボウルにケールを入れ、Aを加えて混ぜ合わせる。器に盛って粉チーズ、ナッツをふり、温泉卵をのせる。

エネルギー 269kcal
糖質 11.7g
（1人分）

玉ねぎとみつばの サラダ風カルパッチョ

刺身はたいやまぐろなど、好みのものでOK
火を使わずに手軽に魚も野菜もとれます 見た目華やかなので、
おもてなしにもピッタリ。すぐに食べても、冷蔵庫で冷やしても！

材料（2人分）

サーモン（刺身用／さく）…150g
玉ねぎ…1/4個
みつば…2本
A
- オリーブ油・粒マスタード…各大さじ1
- レモン汁…小さじ1/2
- 塩…小さじ1/4
- 黒こしょう（粗びき）…少々

作り方

1. サーモンは薄切りにする。玉ねぎ、みつばはみじん切りにする。Aは混ぜ合わせておく。
2. 器にサーモンをドーナツ状に並べ、玉ねぎとみつばをのせ、Aをかける。

エネルギー 244kcal
糖質 3.1g
（1人分）

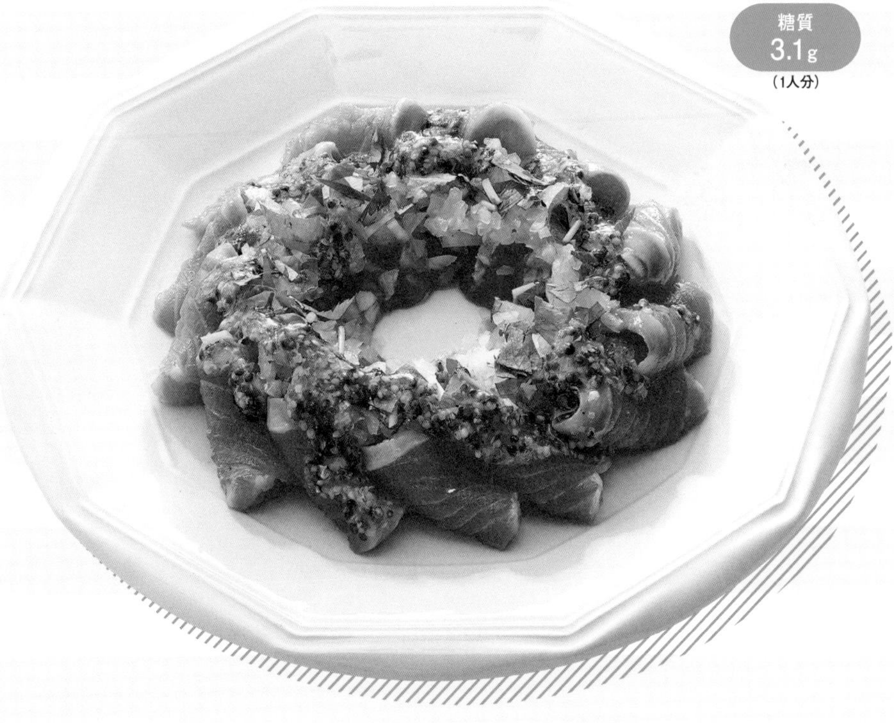

白菜と豚肉の ミルフィーユ洋風鍋

シンプルなスープが最高においしい、家族みんな大好きな鍋です
とろけるチーズのコクとうまみで、淡泊な白菜が山ほど食べられますよ

材料 (3～4人分)

白菜…６枚(600g)
豚ロース肉(薄切り)…250g
スライスチーズ…４枚
A ┌水…４カップ
　│固形スープの素(洋風)…２個
　└塩…小さじ１

作り方

1. 白菜１枚に豚肉を２～３枚広げてのせる。同様に白菜と豚肉を交互に重ね、３～４等分に切る(写真ⓐ)。
2. ①の断面が見えるように鍋に敷き詰める(写真ⓑ)。チーズをのせ(写真ⓒ)、Aを加える。ふたをして中火にかけ、10～12分煮る。

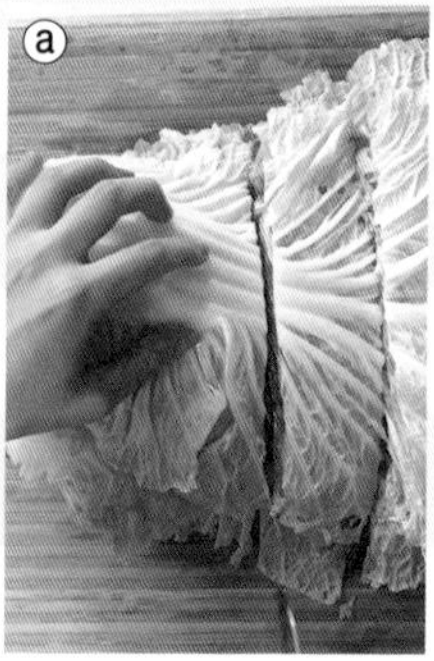
ⓐ 白菜と豚肉を何層にも重ねてパイ生地のような見た目にする。

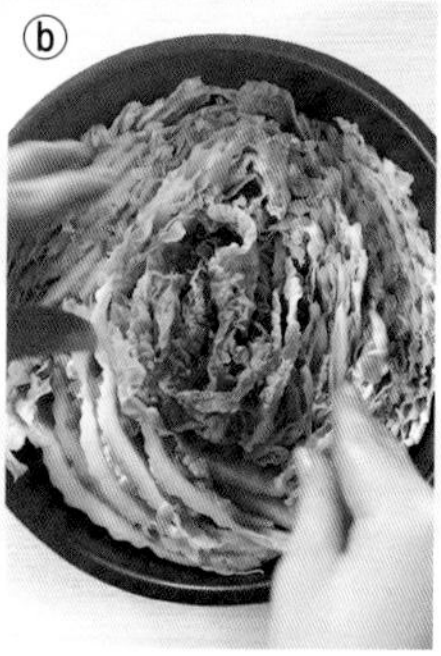
ⓑ 切り口が見えるように鍋に敷き詰める。直径20cmの鍋を使用。

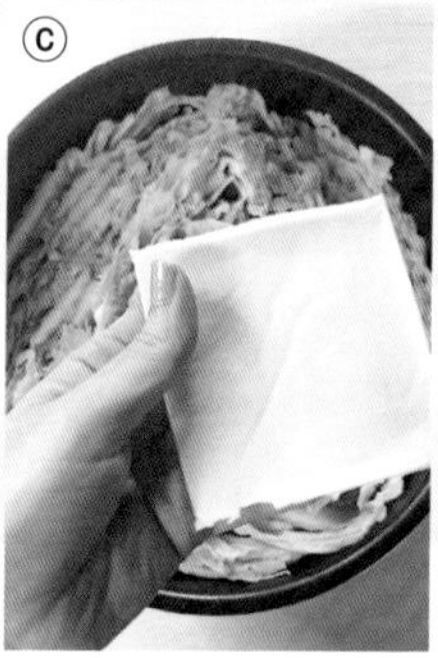
ⓒ スライスチーズを加えて濃厚な味わいに。量は好みで加減して。

エネルギー 236kcal
糖質 4.3g
(1人分)

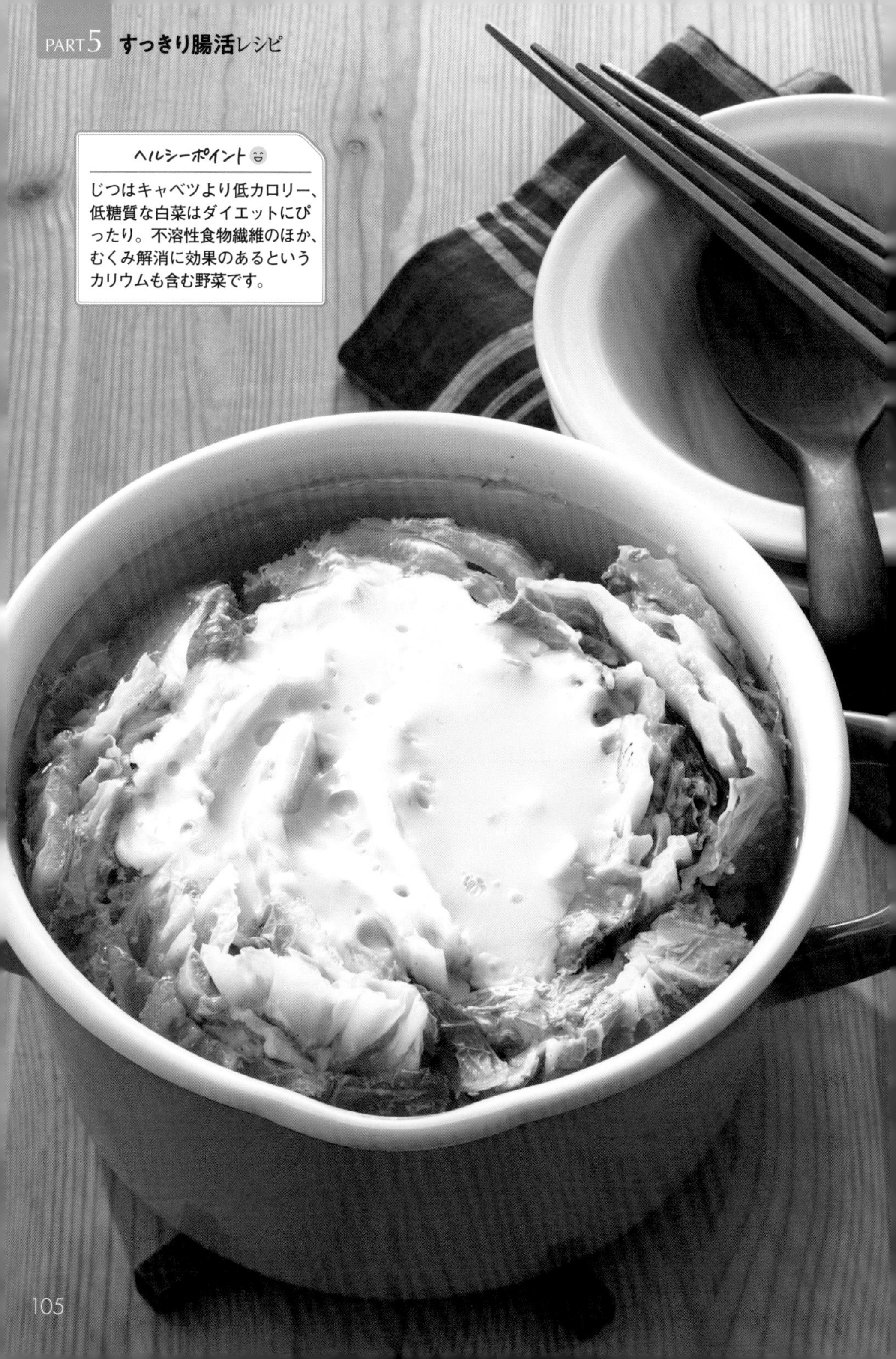

ヘルシーポイント

じつはキャベツより低カロリー、低糖質な白菜はダイエットにぴったり。不溶性食物繊維のほか、むくみ解消に効果のあるというカリウムも含む野菜です。

発酵食品で

腸活のためにも1日1回は必ずとっている発酵食品。腸内環境の改善だけでなく、肥満や生活習慣病の予防や改善にもつながるのだそう。摂取量を増やすため、積極的に料理に活用しています。

もちもちキムチーズチヂミ

キムチ、チーズのみでしっかりおいしいから味付けは不要なんです
といいつつ、好みでぽん酢じょうゆ＋ごま油のたれを添えて味変しても

材料（1〜2人分）

絹ごし豆腐…1/2丁

A
- 溶き卵…1個分
- 白菜キムチ（刻む）…30g
- ピザ用チーズ…適量
- 片栗粉…大さじ4

ごま油…小さじ1
ピザ用チーズ…適量

作り方

1. ボウルに豆腐を入れ、泡立て器でなめらかに混ぜる。Aを加えて混ぜ合わせる（写真）。
2. フライパンにごま油を中火で熱し、①を丸く流し入れる。3分ほど焼いて上下を返し、さらに3分ほどこんがりと焼き、ピザ用チーズをのせてふたをする。チーズが溶けるまで、2分ほど蒸し焼きにする。

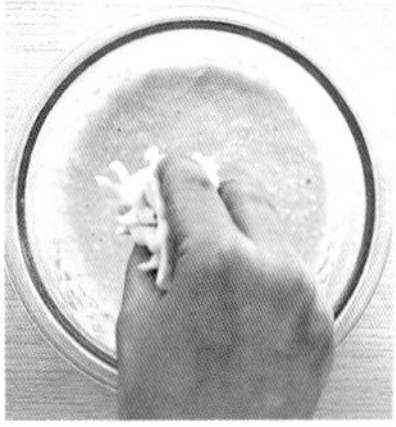

発酵食品のキムチとチーズをたっぷり加えて。腸活にはもちろん、うまみアップにも。

レンジでトロトロ激うまチーズタッカルビ

人気の韓国料理、鶏肉と野菜がたっぷり入った甘辛みそ炒めのタッカルビを
焼き鳥缶で手軽にアレンジ！ さらにめんどうなときはカットキャベツでも全然OK

材料（1〜2人分）

キャベツ（せん切り）…50g

A
- 白菜キムチ（刻む）…30g
- にんにく（すりおろす）・コチュジャン…各小さじ1/4

焼き鳥（缶詰）…1缶（75g）
スライスチーズ…2枚
刻みのり…適宜

作り方

1. 耐熱容器にキャベツ、Aを混ぜ合わせる。焼き鳥缶を汁ごとのせ（写真）、チーズをのせる。
2. ふんわりとラップをし、電子レンジ（600W）に1分ほどかける。好みでのりを散らす。

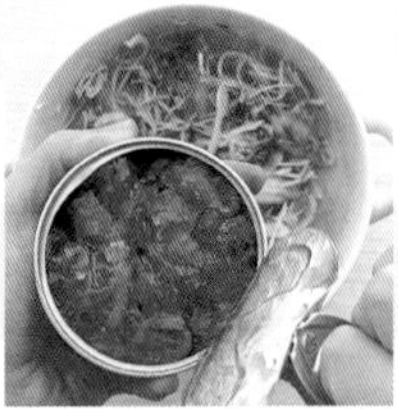

焼き鳥缶は汁ごと加えて。調味料をあれこれ加える手間が省ける。

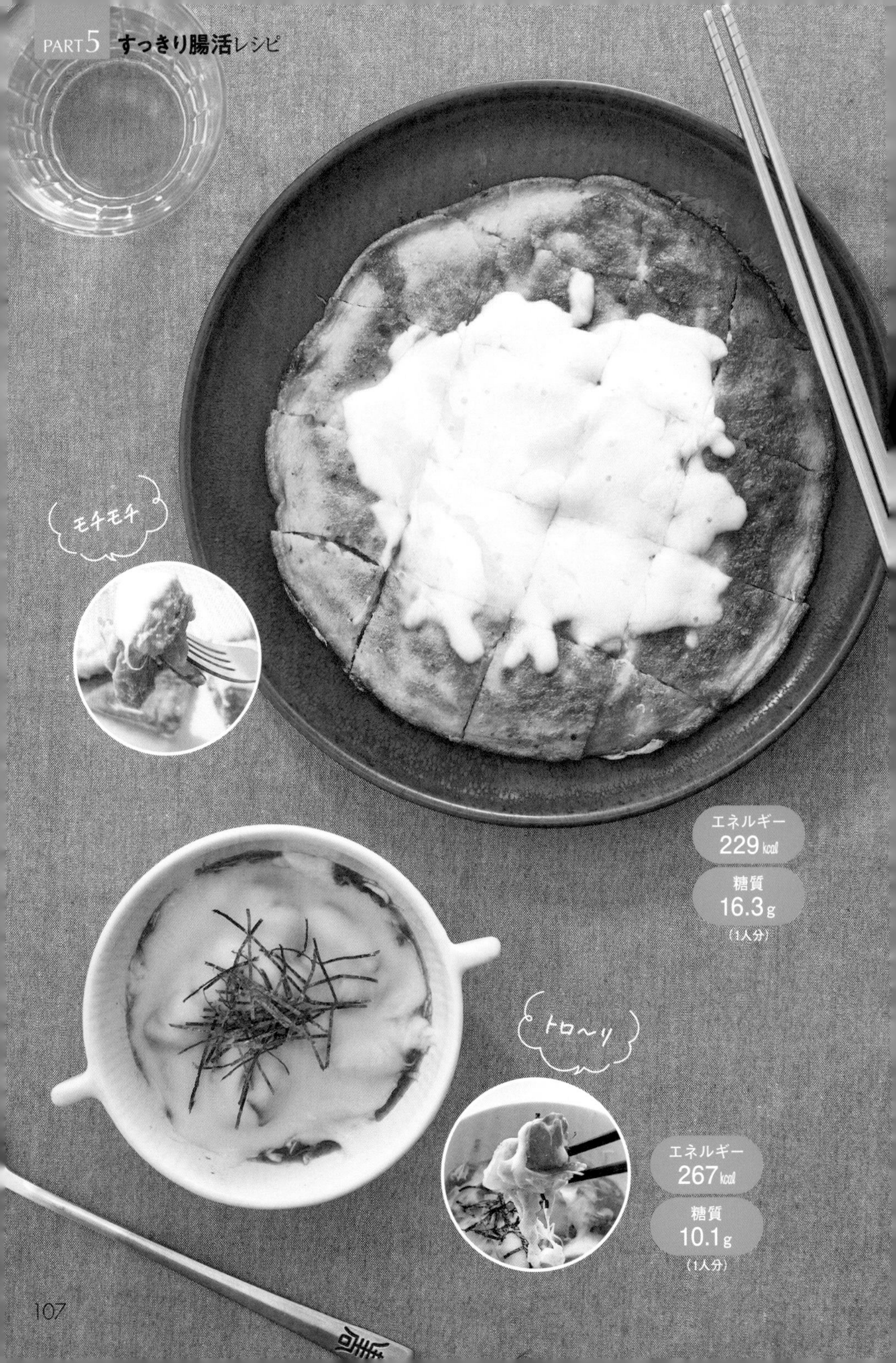

モチモチ

エネルギー
229 kcal
糖質
16.3 g
（1人分）

トロ〜リ

エネルギー
267 kcal
糖質
10.1 g
（1人分）

ヘルシーポイント

キムチ、チーズに加えてみそも使った発酵食品づくしの一品。ホワイトソースは豆腐で代用しているので罪悪感なく堪能できます。

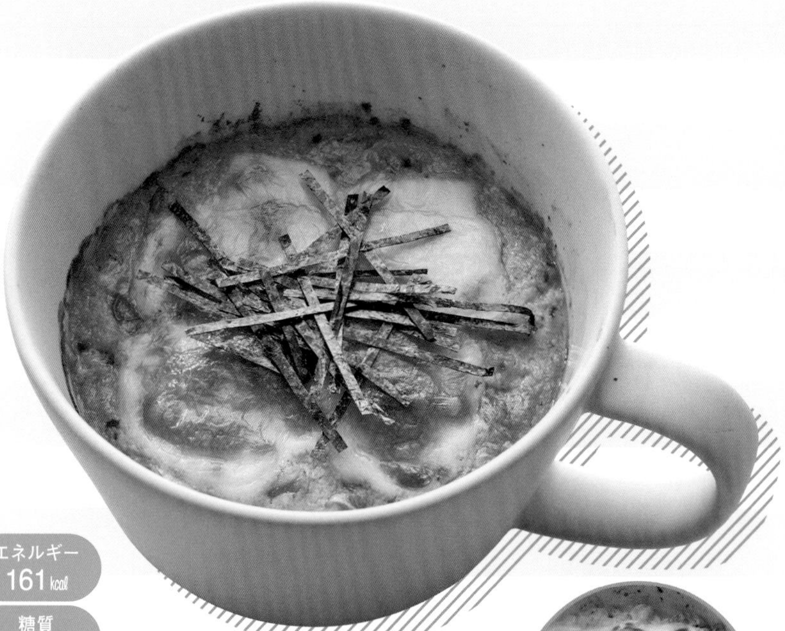

エネルギー
161 kcal

糖質
4.1g
（1人分）

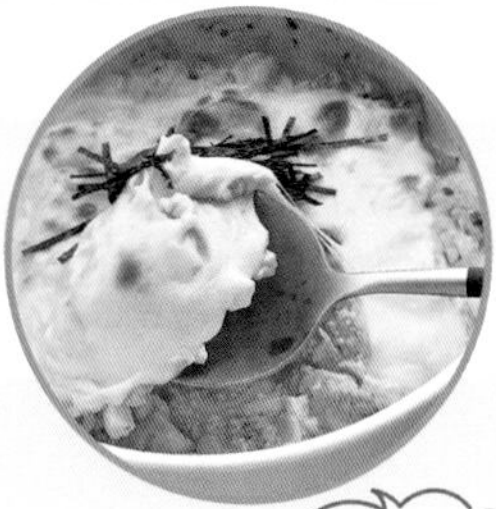

キムチーズグラタン

マグカップで作れるグラタンは、キムチとみその
発酵食品コンビでおいしさ爆発　豆腐が分離しないよう、
少しずつ混ぜ合わせるのがポイント！

アツアツがおすすめ！

材料（1〜2人分）

絹ごし豆腐…1/2丁
白菜キムチ（刻む）…30g
A［みそ…小さじ１
　 顆粒チキンスープの素（中華風）…小さじ1/3
スライスチーズ…１枚
刻みのり…適宜

作り方

1. 耐熱カップにAを混ぜ合わせ、豆腐を少しずつ加えながら混ぜる。キムチを加えてさらに混ぜ、スライスチーズをのせる。
2. オーブントースターで７〜８分こんがりと焼き、好みでのりを散らす。

ユッケ風トロうま豆腐

韓国式のタルタルステーキを、豆腐を使ってヘルシーにアレンジ！
焼肉屋さんでおなじみの味に幸せ気分♥　無限に食べられちゃいます☺

材料（1〜2人分）

絹ごし豆腐…1/2丁
納豆…１パック
白菜キムチ（刻む）…30g
A
- 焼肉のたれ…大さじ1/2
- ごま油…小さじ１
- コチュジャン・にんにく（すりおろす）…各小さじ1/2

卵黄…１個分
細ねぎ（小口切り）・刻みのり…各適宜

作り方

1. Aは混ぜ合わせておく。
2. 器に豆腐と納豆を入れて混ぜ合わせ、キムチをのせる。Aを回しかけて卵黄をのせ、好みで細ねぎ、のりを散らす。

エネルギー 155kcal
糖質 4.8g
（1人分）

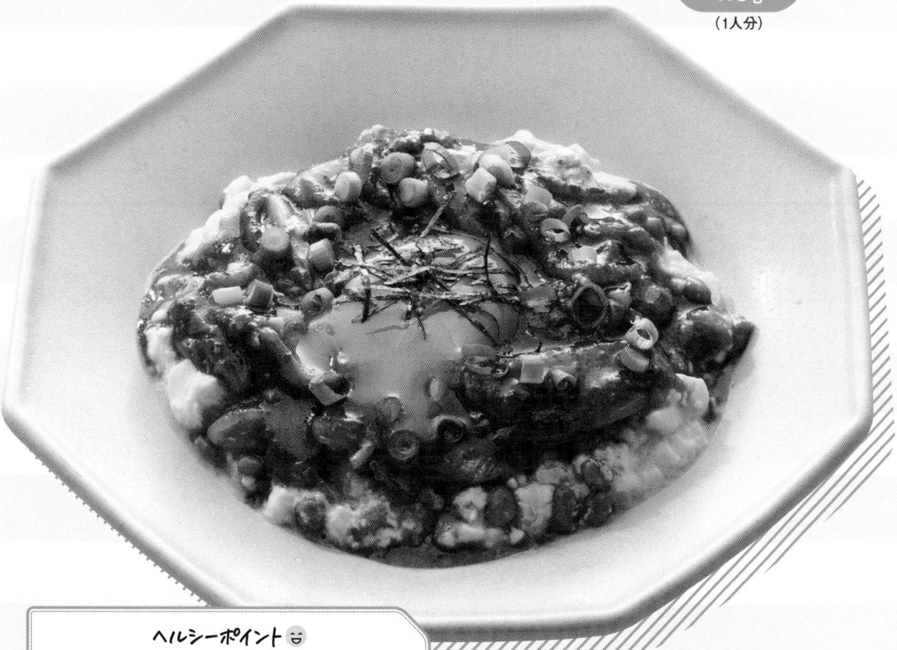

ヘルシーポイント☺

和の納豆と韓のキムチ。発酵食品の最強タッグで腸活効果も期待大！ 本来は生の牛肉を使うユッケですが、ヘルシーな豆腐を使っても、トロッとおいしい！

エネルギー
167kcal

糖質
11.6g
（1人分）

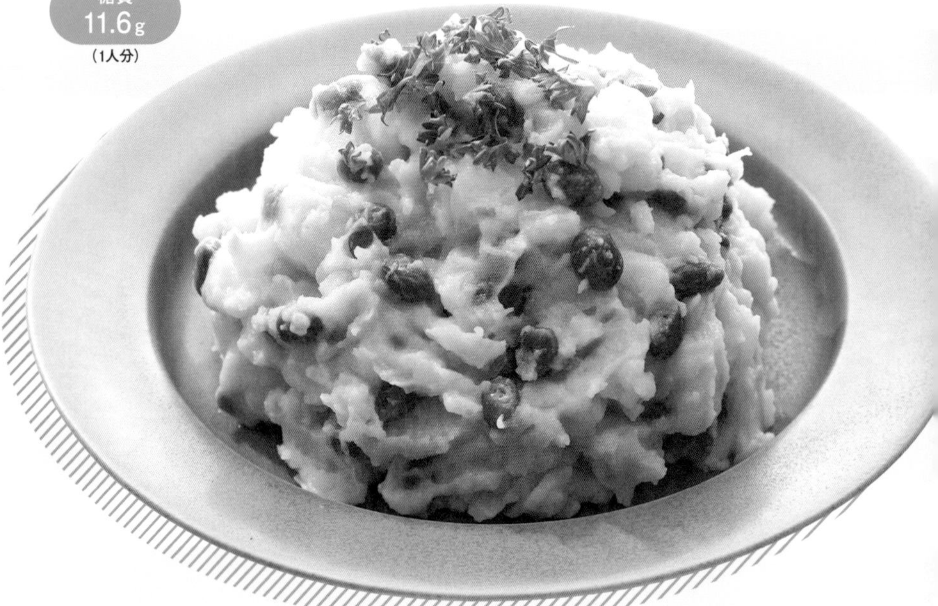

マヨなし納豆ポテサラ

いつもとは一味も二味も違うポテトサラダは、くせになるお味✌
好みで刻んだらっきょうや柴漬けなどの漬物を加えても😛

材料（2人分）

じゃがいも…２個
納豆…１パック
ピザ用チーズ…20g
無調整豆乳…大さじ３
A［顆粒スープの素（洋風）…小さじ1/2
　塩・こしょう…各少々］
パセリ（刻む）…適宜

作り方

1. じゃがいもは４等分に切ってサッと水にさらし、耐熱ボウルに入れる。納豆は粘りが出るまで混ぜておく。
2. ①の耐熱ボウルにふんわりとラップをし、電子レンジ（600W）に４～５分かける。中まで柔らかくなったらフォークなどでつぶし、熱いうちにチーズを加えて混ぜる。
3. 豆乳を加えてなめらかになるまで混ぜ、納豆、Aを加えてさらに混ぜる。器に盛り、好みでパセリを散らす。

食べ方アイデア

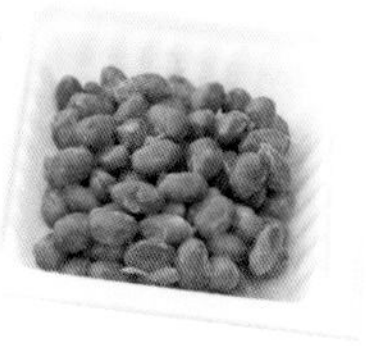

予想外のおいしさ!

「納豆」の食べ方アイデア3

発酵食品かつ大豆製品という超優秀な納豆はかならず毎日食べています
添付のたれは使わずに、トッピングと一緒に楽しむのがチル流スタンダード!
フォロワーさんと一緒に試して、本当におすすめのアイデアがこちら

濃厚なアボカドと卵黄が
納豆をさらにおいしく!
丼やサラダ風にしても

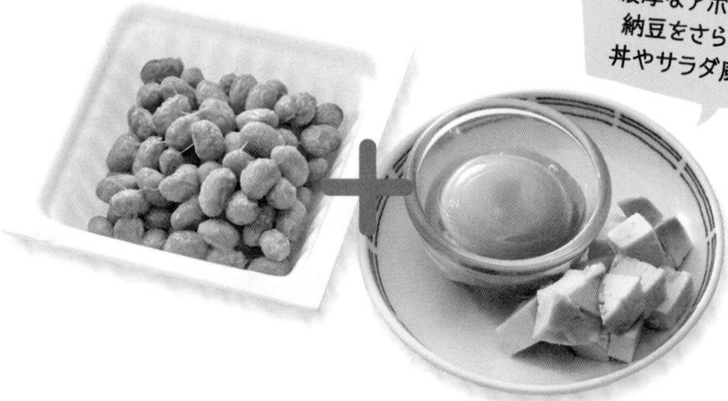

アボたま納豆

材料(1人分)と作り方

アボカド(刻む)適量、卵黄1個分、めんつゆ大さじ1を納豆1パックと混ぜる。

キムチ納豆

材料(1人分)と作り方

白菜キムチ(刻む)適量、ごま油小さじ1を納豆1パックと混ぜる。

ダブルの発酵食品で元気チャージ
ごま油が全体をまとめてくれます!

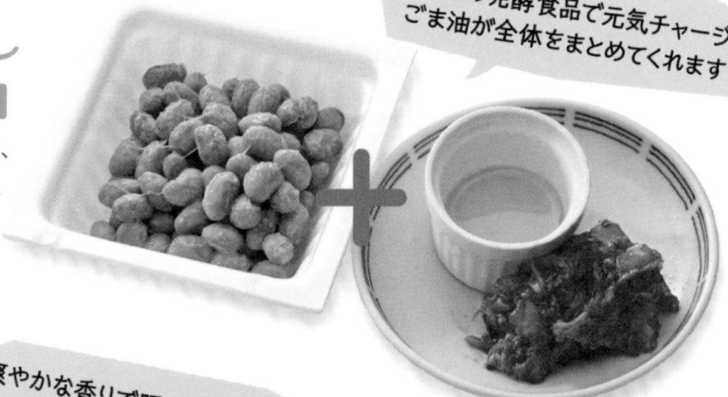

爽やかな香りで眠い朝もシャキッと
みそと納豆が好相性ですよ

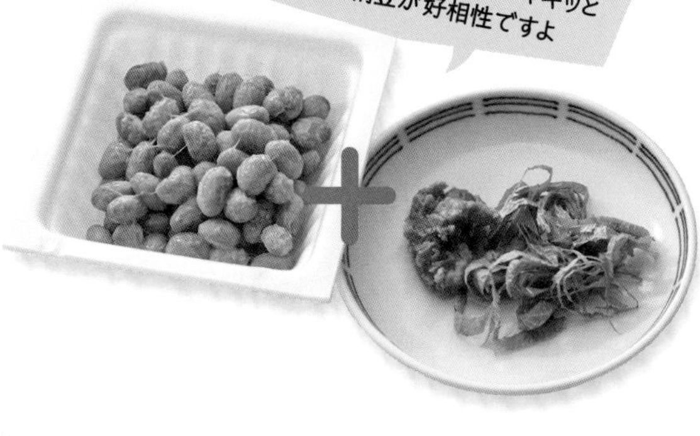

青じそ納豆

材料(1人分)と作り方

青じそ(刻む)適量、みそ小さじ1を納豆1パックと混ぜる。

シーフードとアスパラのレモンヨーグルソース

レモンとヨーグルトの酸味が爽やか！ にんにくの風味がアクセントです。
冷凍シーフードミックスでおしゃれな冷菜がパパッと完成しますよ♥

材料（2人分）

シーフードミックス（冷凍）…150g
グリーンアスパラガス… 4本（80g）

A
- オリーブ油…大さじ1
- にんにく（すりおろす）…小さじ1
- 黒こしょう（粗びき）…少々

B
- プレーンヨーグルト（無糖）・オリーブ油…各大さじ3
- 粉チーズ・レモン汁…各大さじ1
- 天然甘味料（シロップ）…小さじ1
- 塩・にんにく（すりおろす）…各小さじ1/2
- 黒こしょう（粗びき）…少々

作り方

1. シーフードミックスは解凍して水けをきる。アスパラガスは根元の固い部分の皮をピーラーでむき、斜め切りにする。
2. 耐熱ボウルにシーフードミックス、アスパラガス、Aを入れて混ぜ合わせる。ふんわりとラップをし、電子レンジ（600W）に1分30秒ほどかける。器に盛り、混ぜ合わせたBをかける。

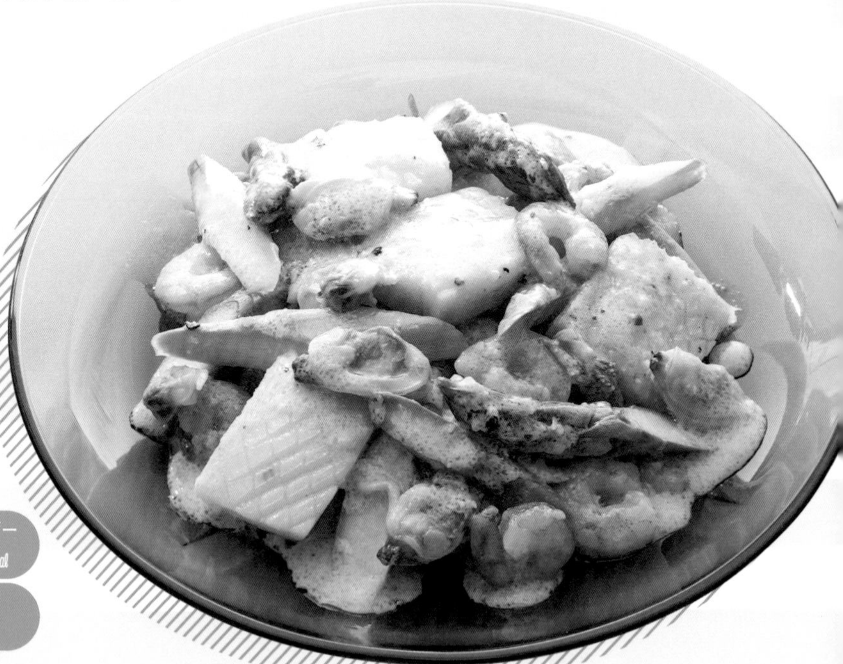

エネルギー 302kcal
糖質 3.9g
（1人分）

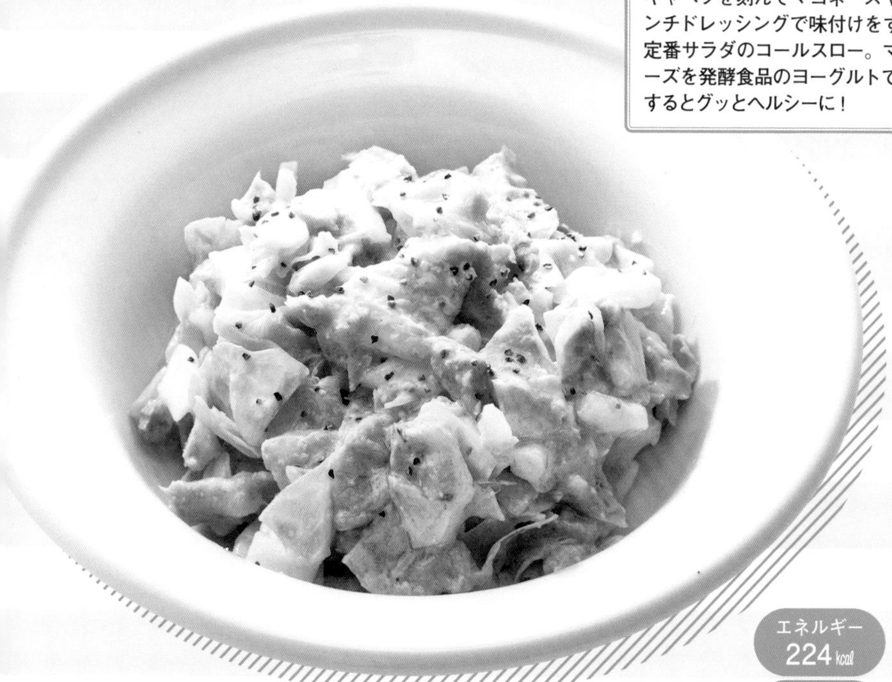

ヘルシーポイント

キャベツを刻んでマヨネーズやフレンチドレッシングで味付けをする、定番サラダのコールスロー。マヨネーズを発酵食品のヨーグルトで代用するとグッとヘルシーに！

エネルギー 224 kcal

糖質 3.2g

（1人分）

キャベツとツナのヨーグルトコールスロー

ほんの少しくったりとなったキャベツが食べやすくて、飽きません
ヨーグルトたっぷりのドレッシングをよく絡めていただきまーす

材料（2人分）

キャベツ… 2枚(100g)
ツナ(缶詰／水煮)… 1缶(70g)

A
- プレーンヨーグルト(無糖)・オリーブ油…各大さじ3
- 粉チーズ…大さじ1
- 天然甘味料(シロップ) …小さじ1
- 塩・にんにく(すりおろす)…各小さじ1/2
- 黒こしょう(粗びき)…少々

作り方

1. キャベツは粗みじん切りにする。ツナ缶は汁けをきる。
2. ボウルにAを混ぜ合わせ、①を加えてよくあえる。

腸活に
欠かせない！

ベジ・フルの簡単絶品！ 食べ方アイデア8

簡単すぎてレシピ未満かもしれない……
でも、だからこそヘビロテ！
本当においしくて繰り返し作ってしまう、野菜と果物の食べ方を集めました

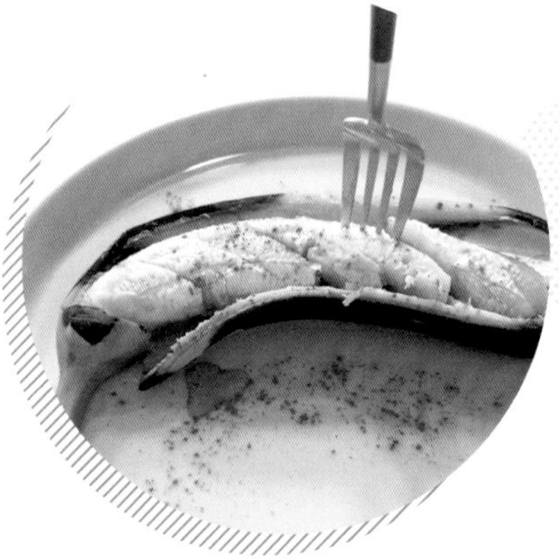

レンチンバナナデザート

青いバナナも
じゅわんと口の中で
とろける
絶品スイーツに

材料(1人分)と作り方

バナナ1本は皮付きのままラップで包み、電子レンジ(600W)に1分〜1分30秒かけて、温める。皮を除いて切り分け、シナモン少々をふり、好みでメープルシロップ適宜をかける。

いちごのヨーグルトクリームサンド

材料(1人分)と作り方

❶いちご5個はヘタを除き、ヘタ側から2/3ほどの高さで切る。板チョコ適量は1〜2㎜四方に切る。
❷ギリシャヨーグルト(プレーン／無糖)100g、はちみつ適量をポリ袋に混ぜ合わせる。袋の端を切り、いちごの間に絞る。①の板チョコを目に見立ててクリームに貼る。

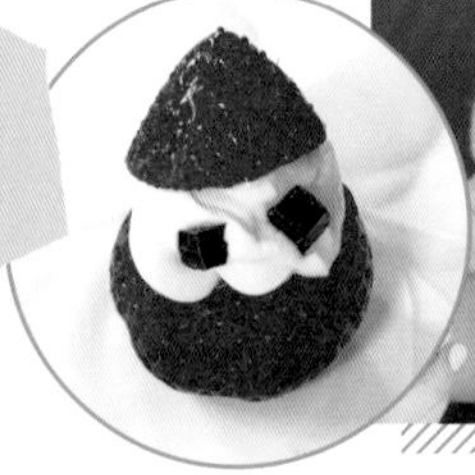

クリスマスシーズンに
登場した
〝ゆるサンタ〟は、
子どもにも好評

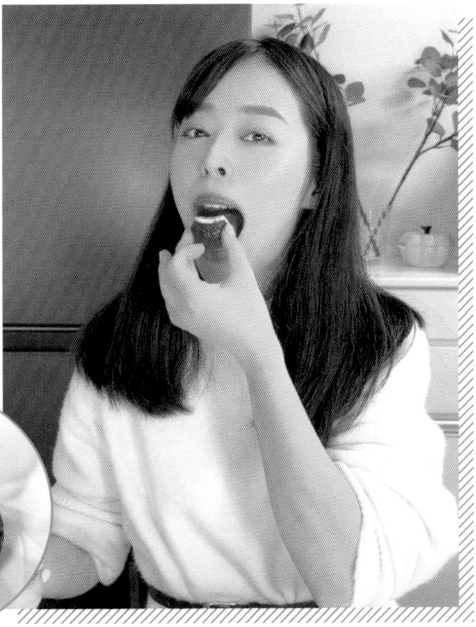

秋になったら真っ先に
食べたいデザート！
梨って焼くと
ホクホクなんです

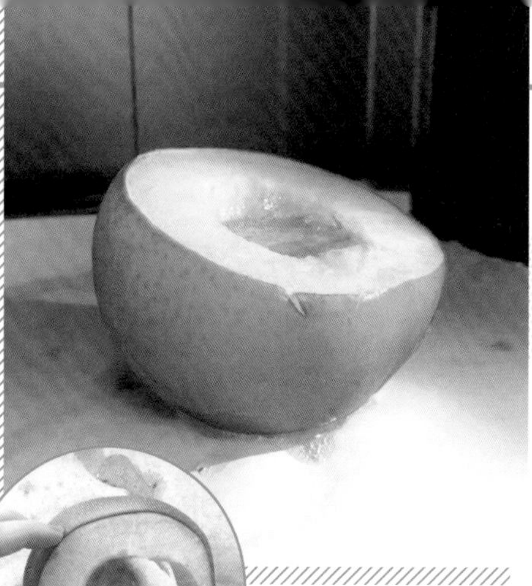

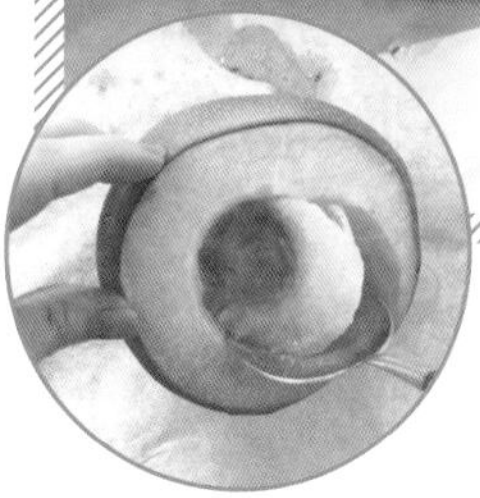

まるごと焼き梨

材料（1人分）と作り方

❶オーブンは210℃に温めておく。梨1個は皮付きのまま上部を少し切り落とす。芯をスプーンでくりぬき、天然甘味料（顆粒）大さじ1、バター10gを詰める。

❷オーブンで20〜25分こんがりと焼く。

砂糖、甘味料一切なしで
こんなに甘くなるなんて!!
簡単すぎて
なんかごめん……

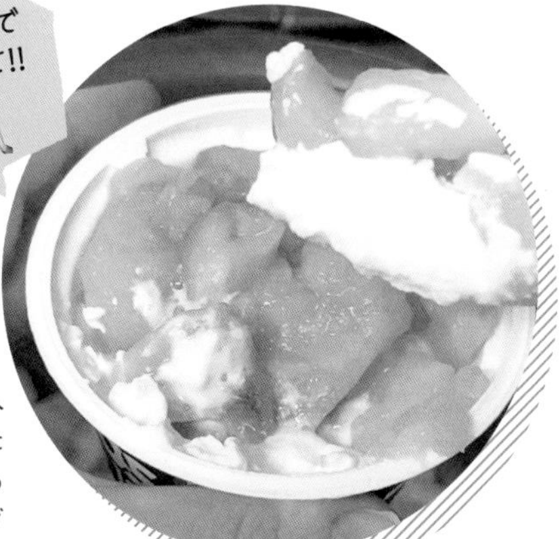

りんごのコンポート

材料（作りやすい分量）と作り方

りんご2個はひと口大に切り、鍋に入れて弱火にかける。焦げないようにたまにかき混ぜ、りんごがやわらかくなってきたら完成。好みでギリシャヨーグルト（プレーン／無糖）適宜に混ぜる。

魚焼きグリルでほっくり焼きいも

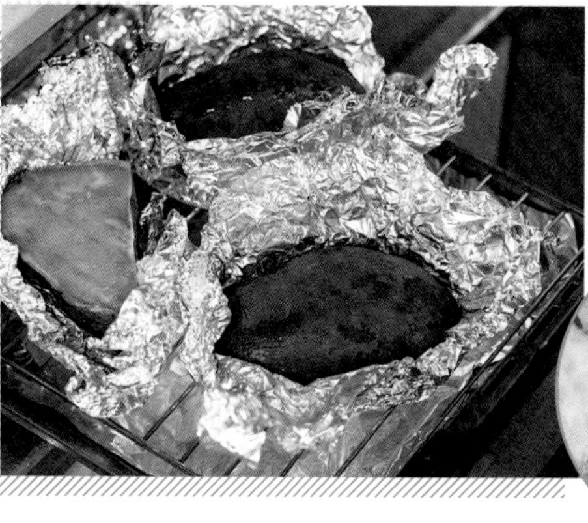

材料（作りやすい分量）と作り方

小さめのさつまいも2〜3個を皮付きのままよく洗い、アルミホイルで1本ずつ包む。魚焼きグリルに並べ入れ、弱火で30分ほど焼く。そのまま10分放置する。

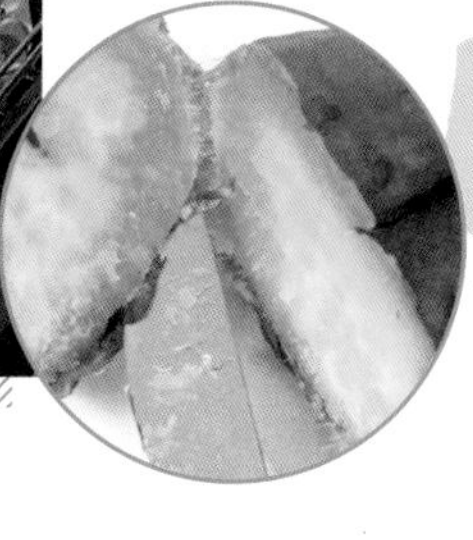

オーブンを使った
レシピも試したけど、
イチ押しはコレ

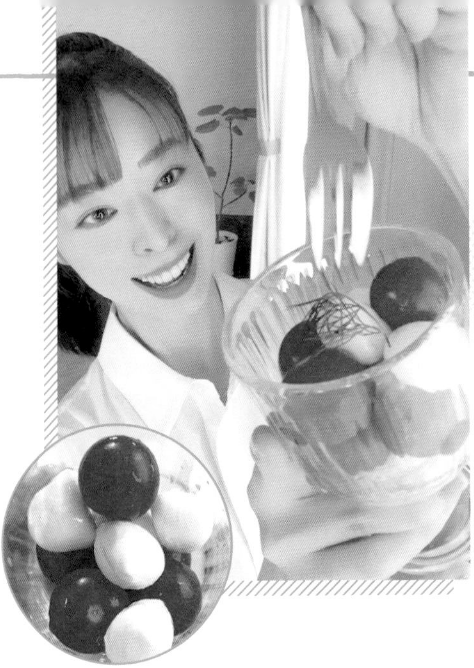

おいしくて
おしゃれなサラダは、
おもてなしの前菜にも
おすすめです

ミニトマトの ハニーレモンカプレーゼ

材料(作りやすい分量)と作り方

①ミニトマト10個、モッツァレラチーズ(キャンディタイプ)1袋分をボウルに入れる。
②はちみつ小さじ2、レモン汁小さじ1、塩1つまみを混ぜ合わせ、①に加えてあえる。器に盛り、好みでディル(または好みのハーブ)適宜をのせる。

パリポリと
いくらでも食べられる、
最高においしい
きゅうりの食べ方!

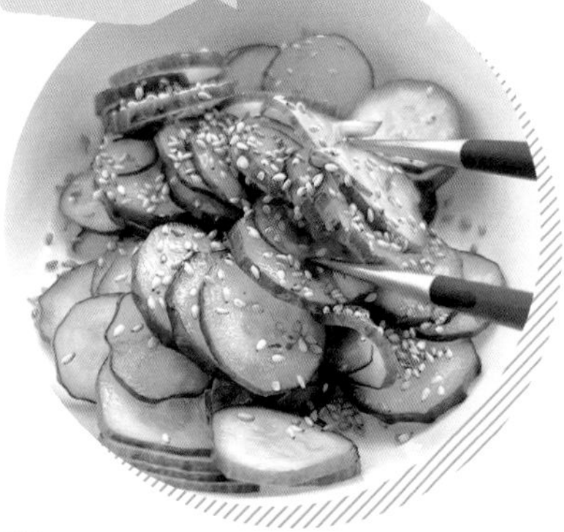

おいしすぎる塩もみきゅうり

材料(作りやすい分量)と作り方

①きゅうり1本は薄い輪切りにし、ポリ袋に入れる。塩小さじ1/3をふってもみ込み、出てきた水けを絞る。
②ごま油小さじ1、にんにく(すりおろす)少々を加えてあえる。器に盛り、白いりごま適量をふる。

鍋でコトコト
煮る必要なし!
ほっくり、味しみしみで
ウマウマ

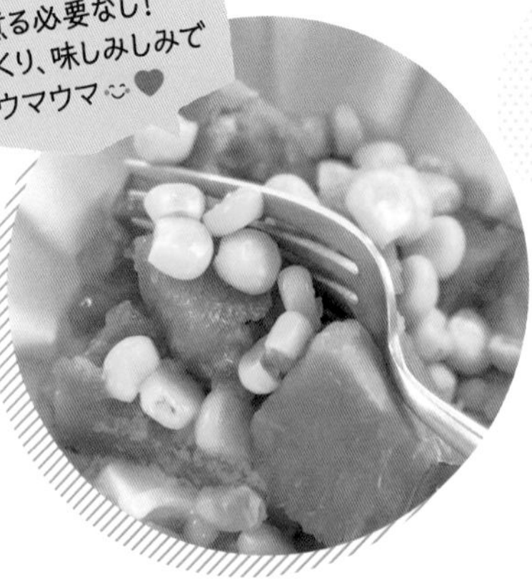

レンチンかぼちゃ煮

材料(作りやすい分量)と作り方

①かぼちゃ1/6～1/8個はワタを除き、皮付きのままラップに包む。電子レンジ(600W)に柔らかくなるまで3～5分かけ、大きめのひと口大に切る。
②耐熱ボウルに水1/2カップ、みりん大さじ1、はちみつ大さじ1/2、しょうゆ小さじ1、塩小さじ1/2を混ぜ合わせ、①、ホールコーン適量を加える。ふんわりとラップをし、電子レンジ(600W)に3分かけ、好みでバター適宜を散らす。

PART 6

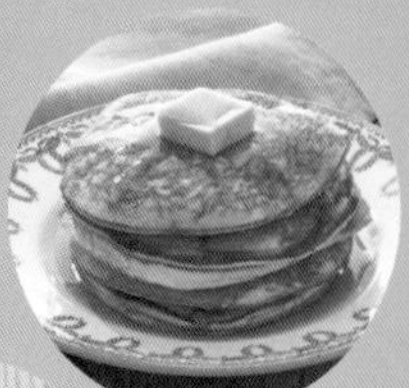

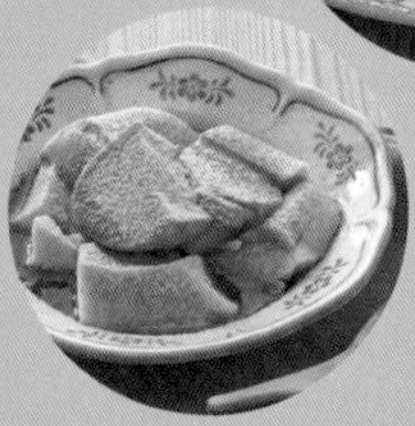

ダイエット中も安心
ギルトフリーおやつ

ダイエット中はスイーツ、
とくに白砂糖は控えるようにしていますが
「どうしても甘いものが食べたい！」という
欲求が抑えられないときもあります。
そんなときに、白砂糖不使用で糖質控えめ、
安心の手作りスイーツの出番！
豆乳やおからなど
ヘルシーな食材を活用しつつ
おいしさもキープします！

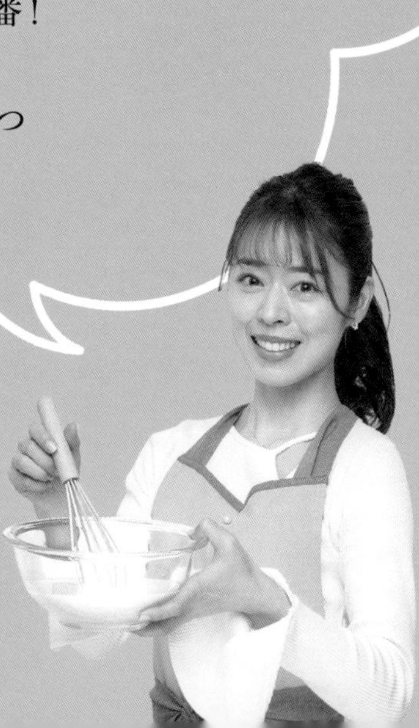

ダイエットソイプリン

豆乳ベースのプリン液を冷やして固めるだけで、
ダイエット中にぴったりなデザートが完成。チョコ気分が満たされるココア味
ほろ苦くて上品な香りの抹茶味、どちらがお好み？

抹茶味

材料（1～2人分）

無調整豆乳…１カップ
粉ゼラチン…4g
A［天然甘味料（顆粒）・抹茶パウダー…各大さじ2
抹茶パウダー…適宜

作り方

1. 耐熱ボウルに豆乳を入れて粉ゼラチンをふり入れて混ぜる。ふんわりとラップをし、電子レンジ（600W）に１分30秒ほどかけ、熱いうちに混ぜて溶かす。
2. Aを加えてなめらかに混ぜる。好みの型（または豆乳のパッケージ）に流し入れ、冷蔵庫に２～３時間おいて冷やし固める。切り分けて器に盛り、好みで抹茶パウダーをふる。

ショコラ味

材料（1～2人分）

無調整豆乳…１カップ
粉ゼラチン…4g
A［天然甘味料（顆粒）・ココアパウダー（無糖）…各大さじ2
ココアパウダー（無糖）…適宜

作り方

1. 耐熱ボウルに豆乳を入れて粉ゼラチンをふり入れて混ぜる。ふんわりとラップをし、電子レンジ（600W）に１分30秒ほどかけ、熱いうちに混ぜて溶かす。
2. Aを加えてなめらかに混ぜる。好みの型（または豆乳のパッケージ）に流し入れ、冷蔵庫に２～３時間おいて冷やし固める。切り分けて器に盛り、好みでココアパウダーをふる。

アレンジ　ダイエットバナナプリン

材料（1～2人分）

バナナ…１本
無調整豆乳…１カップ
粉ゼラチン…4g
天然甘味料（顆粒）…大さじ2
ココアパウダー（無糖）…適宜

作り方

1. バナナは皮付きのままラップに包む。
2. 耐熱ボウルに豆乳を入れて粉ゼラチンをふり入れて混ぜる。ふんわりとラップをし、①をのせる。電子レンジ（600W）に３分ほどかけ、豆乳が熱いうちにゼラチンを混ぜて溶かす。
3. バナナの皮をむいて②の豆乳にちぎって加え、天然甘味料も加える。バナナをつぶしながら混ぜ、好みの型（または豆乳のパッケージ）に流し入れ、冷蔵庫に２～３時間おいて冷やし固める。切り分けて器に盛り、好みでココアパウダーをふる。

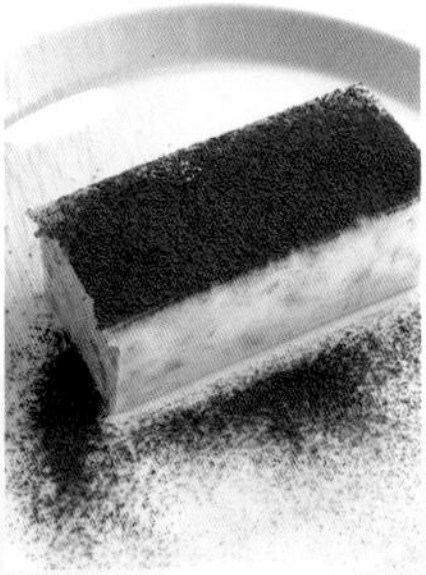

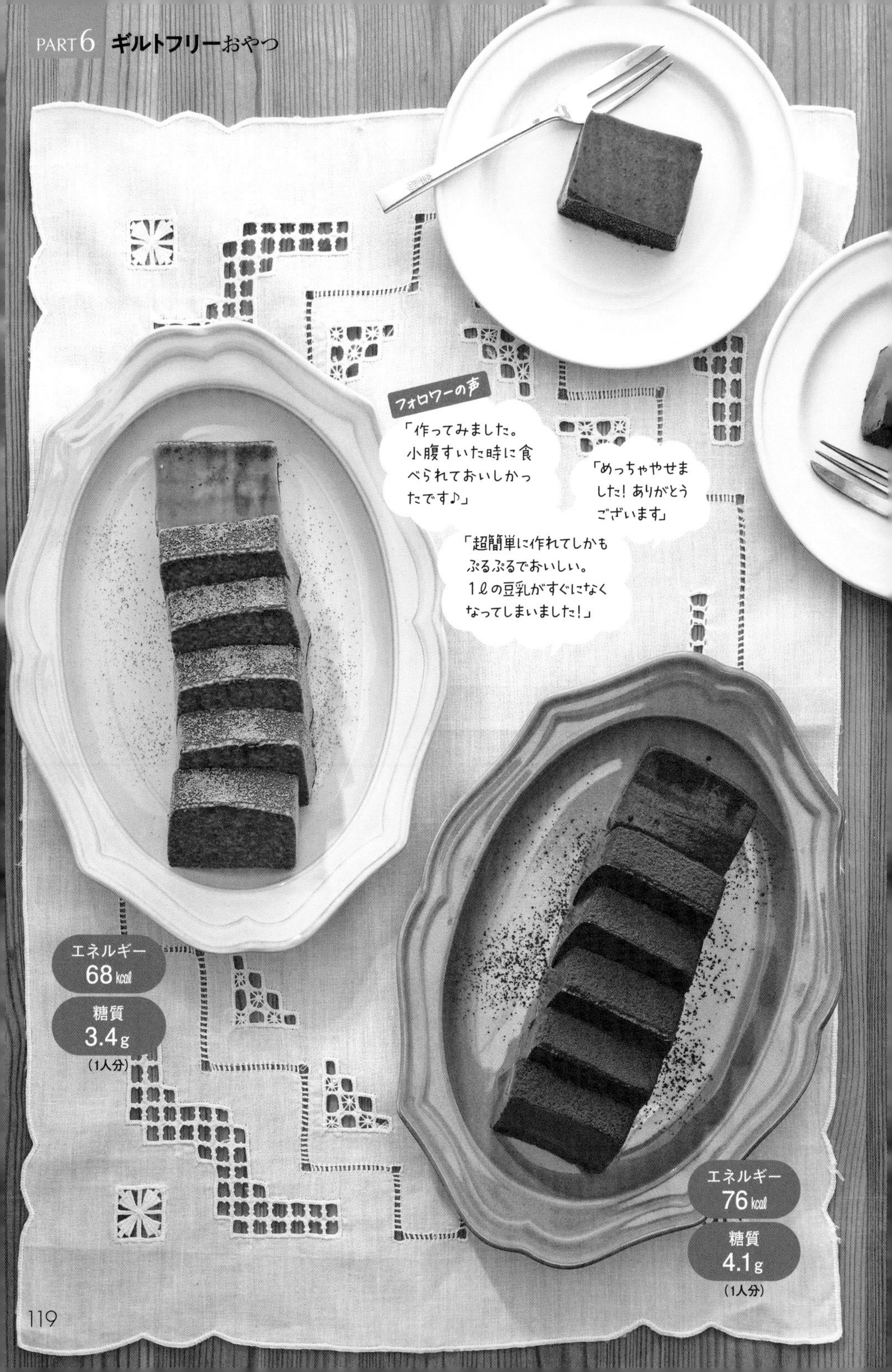
フォロワーの声
「作ってみました。
小腹すいた時に食べられておいしかったです♪」
「めっちゃやせました! ありがとうございます」
「超簡単に作れてしかもぷるぷるでおいしい。1ℓの豆乳がすぐになくなってしまいました!」
エネルギー 68kcal
糖質 3.4g
(1人分)
エネルギー 76kcal
糖質 4.1g
(1人分)

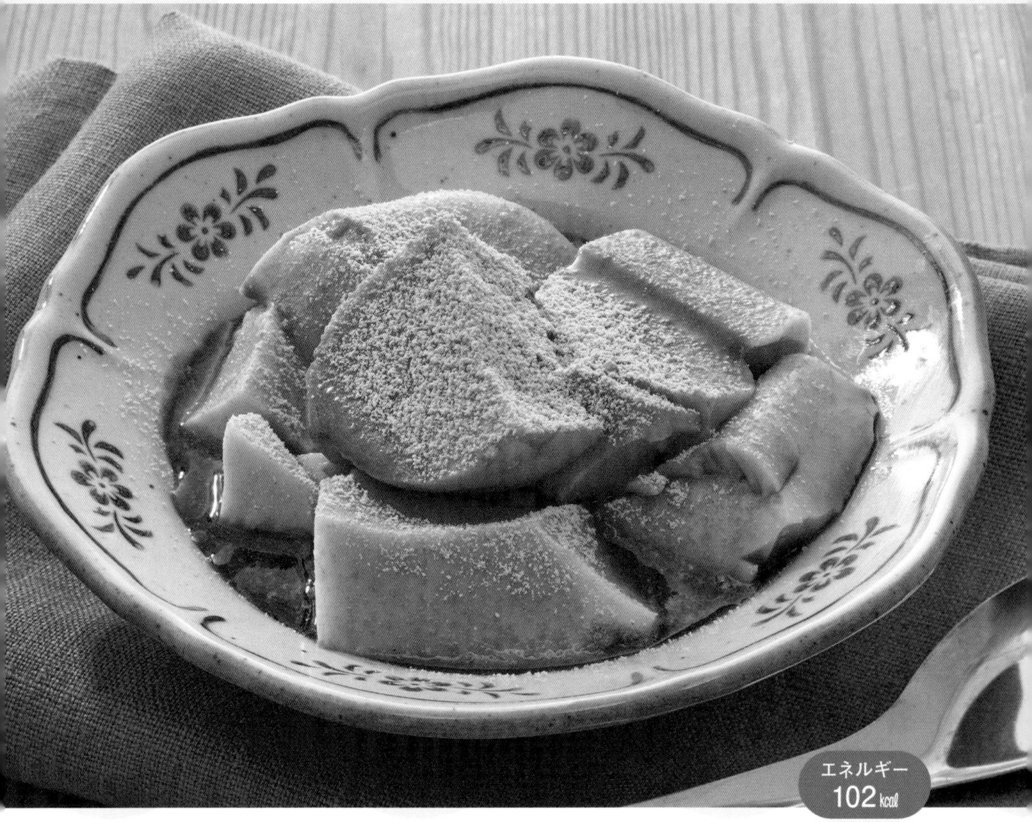

エネルギー
102kcal

糖質
12.4g

（1人分）

プルプル台湾豆花《トーファ》

台湾ってどうしてこんなにヘルシーでおいしいスイーツが多いのでしょうか……
インスタントコーヒーで作る黒蜜風シロップが絶品なので、広めたいレシピ

材料（1〜2人分）

無調整豆乳… 1カップ
粉ゼラチン… 4g
天然甘味料(顆粒)…大さじ2
バニラエッセンス(あれば)…少々
きな粉…大さじ1
A ［ はちみつ・水…各大さじ1
　　インスタントコーヒー
　　　… 1つまみ(2g)

作り方

1. 耐熱ボウルに豆乳を入れ、粉ゼラチンをふり入れて混ぜる。ふんわりとラップをし、電子レンジ(600W)に2分ほどかける。熱いうちに混ぜて溶かし、天然甘味料を加えて混ぜる。
2. 同様に電子レンジに30秒ほどかけ、好みでバニラエッセンスを加えて混ぜる。
3. 流し函(または好みの容器)に流し入れ、冷蔵庫に2〜3時間おいて冷やし固める。切り分けて器に盛り、きな粉をふる。**A**を混ぜ合わせてかける。

生クリームも砂糖もいらないレアチーズ

オーブンなしで手軽に作れるレアチーズ✨ 濃厚味のヒミツはギリシャヨーグルト！

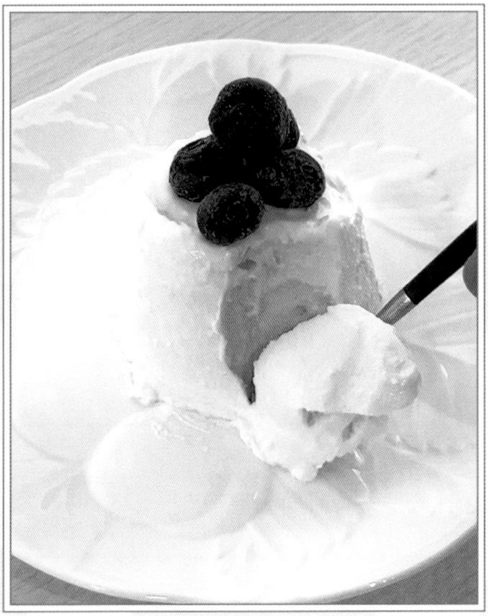

材料（1人分）

A
- ギリシャヨーグルト（プレーン／無糖）…100g
- クリームチーズ（個包装／常温に戻す）…１個分
- 天然甘味料（顆粒）…大さじ１

B
- 粉ゼラチン…２g
- 水…大さじ１

冷凍ブルーベリー…適宜

作り方

❶ボウルにAを入れ、なめらかに混ぜる。
❷耐熱容器にBを入れてふやかす。ラップをせずに電子レンジ（600W）に10秒間かけ、温かいうちに混ぜて溶かす。
❸①に②を加えて混ぜ、好みの型（またはヨーグルトのパッケージ）に入れ、粗熱をとって冷蔵庫に２～３時間おいて冷やし固める。器に盛り、好みでブルーベリーをのせる。

100％フルーツジュースゼリー

プルプル、フルーティーなゼリーは砂糖不使用☺ ゼラチンを加減して好みの固さにしてね！

材料（1人分）

好みのフルーツジュース
（果汁100％／オレンジ、グレープフルーツなど）…１カップ
粉ゼラチン…３～５g

作り方

❶耐熱カップにジュースを入れ、電子レンジ（600W）に１分ほどかける。熱いうちに粉ゼラチンをふり入れ、混ぜて溶かす。
❷好みの型（またはジュースのパッケージ）に入れ、粗熱をとって冷蔵庫に２～３時間おいて冷やし固める。食べやすく切り分け、器に盛る。

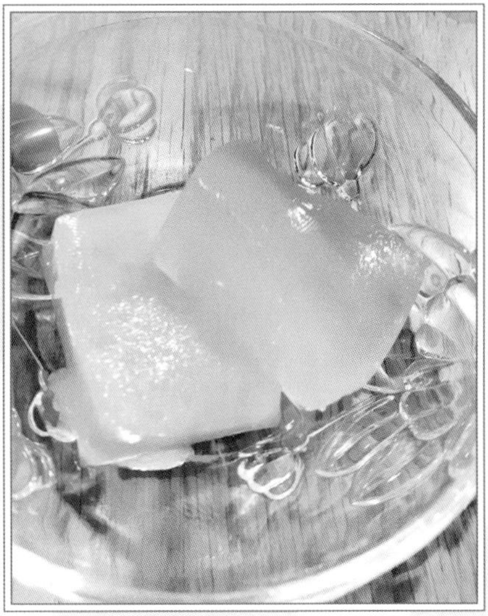

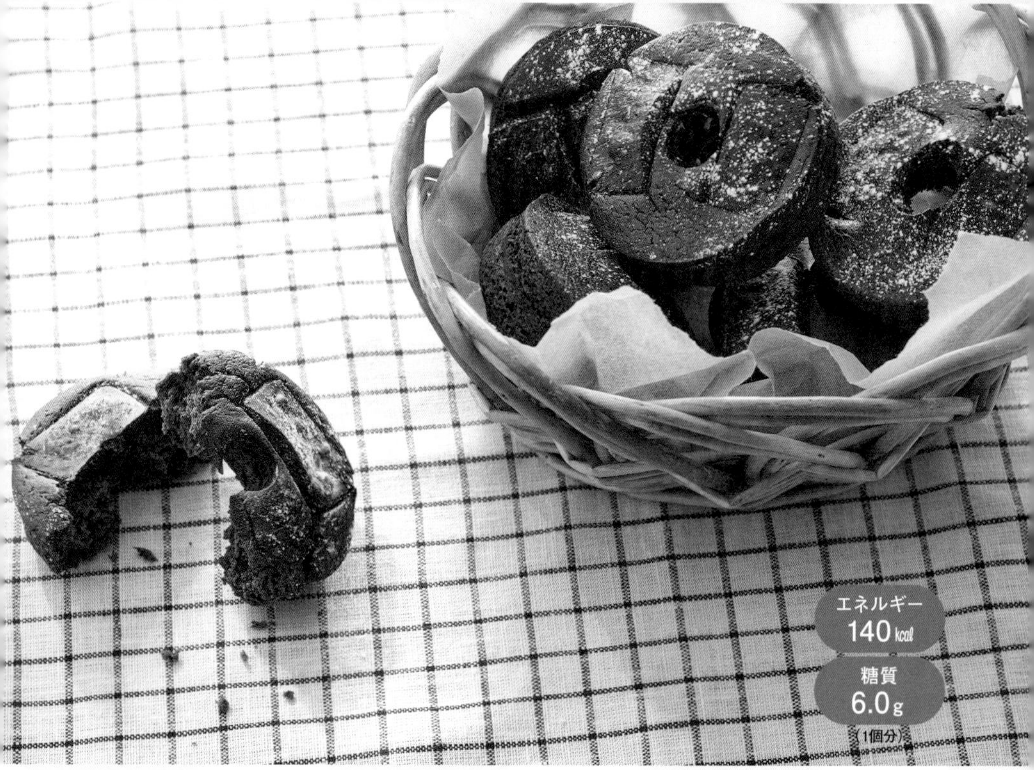

エネルギー
140kcal
糖質
6.0g
（1個分）

ショコラベイクドーナツ

おからのイメージが一新するフワッフワの食感が最高すぎる
揚げずにオーブンで焼くので圧倒的にヘルシー！　1個で大満足

材料（ドーナツ型6個分）

A
- おからパウダー…40g
- ココアパウダー（無糖）・天然甘味料（顆粒）…各大さじ4
- ベーキングパウダー…小さじ2

卵…2個
無調整豆乳…1カップ
高カカオチョコレート…12粒
粉砂糖…適宜

作り方

1. オーブンは180℃に温めておく。耐熱ボウルに卵を割り入れてほぐし、豆乳を2回に分けて加え、その都度よく混ぜる。**A**を加えてダマにならないよう、混ぜ合わせる。
2. 型※の深さ8分目まで①を流し入れ、高カカオチョコを2粒ずつのせ、オーブンで25分ほど焼く。型から取り出さず、そのまま完全に冷ます。型からはずし、好みで粉砂糖をふる。

※シリコンの型を使う場合は、生地を入れる前に薄く油やバターを塗ると、型からはずしやすくなります。

おから蒸しパン

混ぜてチンするだけ ほっこり素朴な味わいが魅力のおから蒸しパンです
食物繊維たっぷりで低糖質のおからで作るスイーツは、子どものおやつにも！

材料（作りやすい分量）

卵…２個
牛乳…１カップ
A
- おからパウダー…大さじ６
- ベーキングパウダー…小さじ１
- はちみつ・オリーブ油…各大さじ１

作り方

1. 耐熱ボウルに卵を割り入れてほぐし、牛乳を２回に分けて加え、その都度よく混ぜる。**A**を加え、ダマにならないようになめらかに混ぜる。
2. 表面を平らにならし、軽く空気を抜く。ラップをせずに電子レンジ(600W)に７～８分かける。中まで火が通ったら、熱いうちにボウルから外す。粗熱がとれたら切り分けて器に盛る。

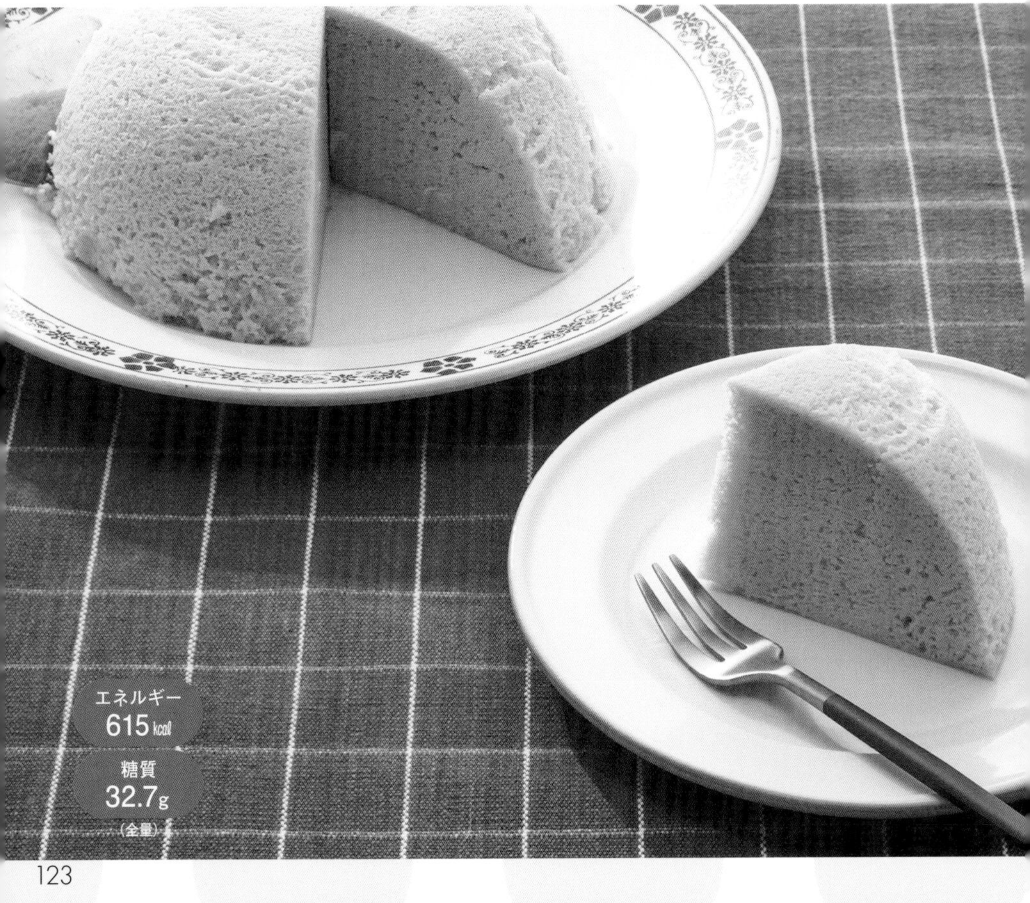

エネルギー
615kcal
糖質
32.7g
（全量）

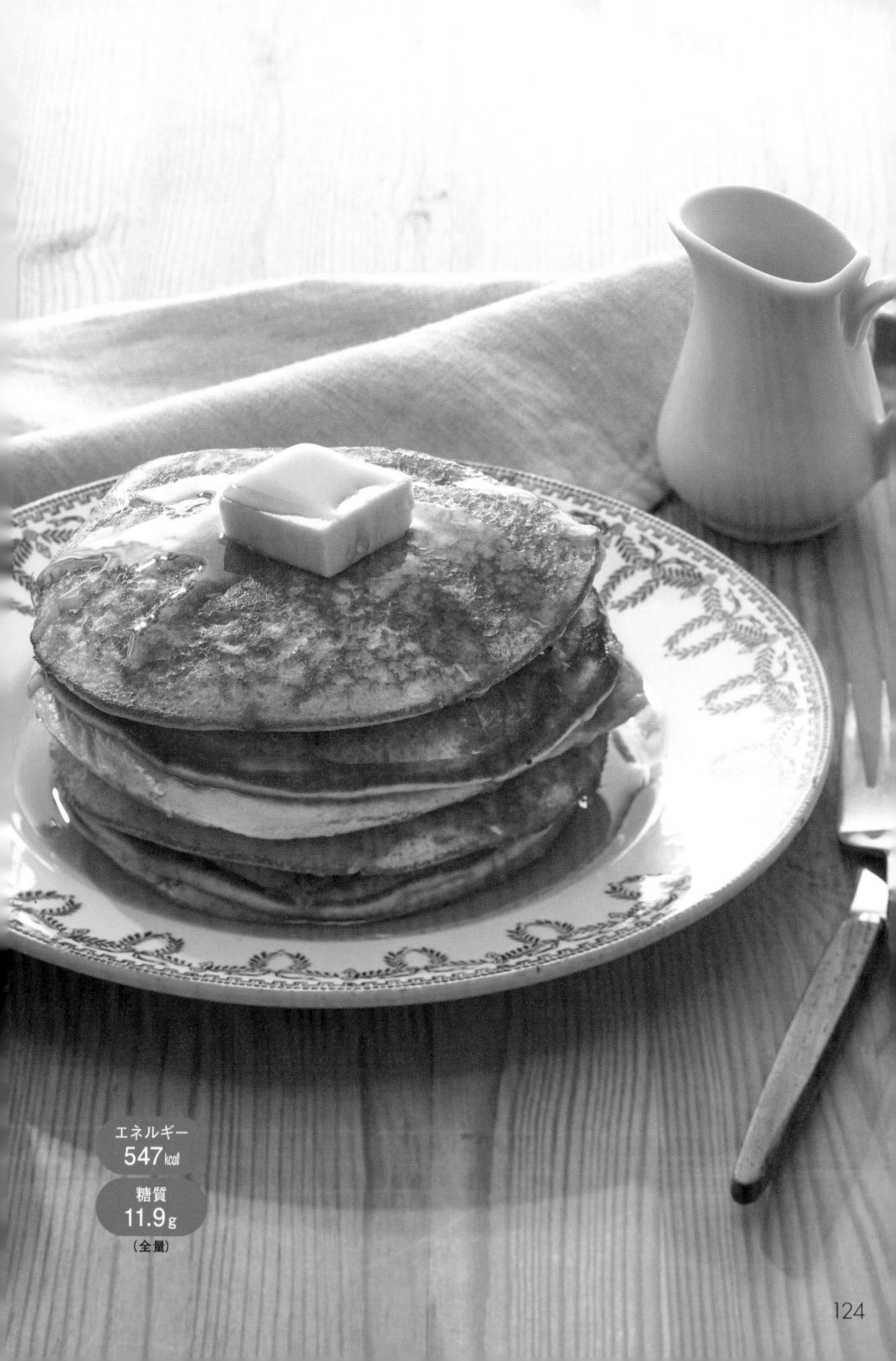

エネルギー
547kcal
糖質
11.9g
（全量）

ふわふわ ダイエットパンケーキ

ちょっと余裕のある休日のブランチに楽しみたい!
絵本みたいな映えるパンケーキ🥞 バターやシロップは、
頑張ったあとのご褒美デーにはOKかなって思ってます🙆

材料（作りやすい分量）

卵… 2個
牛乳（または無調整豆乳）…1/2カップ
ギリシャヨーグルト（無糖）
…大さじ2
A
- おからパウダー…大さじ6
- 天然甘味料（顆粒）…大さじ2
- ベーキングパウダー…小さじ1

ココナッツオイル（植物油）…小さじ1
バター・メープルシロップ…各適宜

作り方

❶ 耐熱ボウルに卵を割り入れてほぐし、牛乳を2回に分けて加え、その都度よく混ぜる。ヨーグルトを加えてさらに混ぜ、**A**を加えてダマにならないように混ぜる（写真ⓐ）。

❷ フライパンにココナッツオイル（写真ⓑ）を中火で熱し、❶の1/6量を丸く2枚分流し入れる。表面に気泡が出てきたら上下を返し、3分ほど焼く。合計6枚焼いて器に盛り、好みでバターをのせ、メープルシロップをかける（写真ⓒ）。

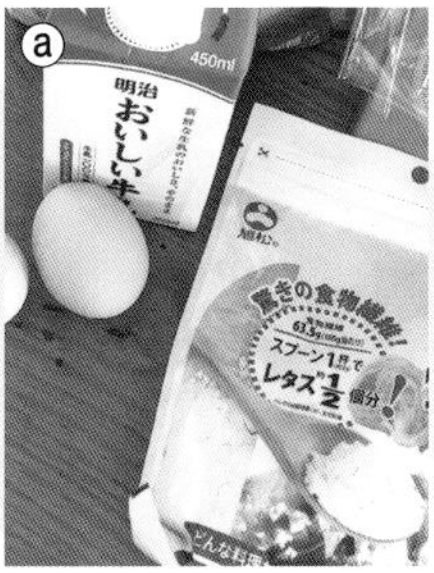

おからパウダーは食物繊維が豊富。水分を吸うとかさが増して満腹感も得られるので小麦粉代わりに活用を。

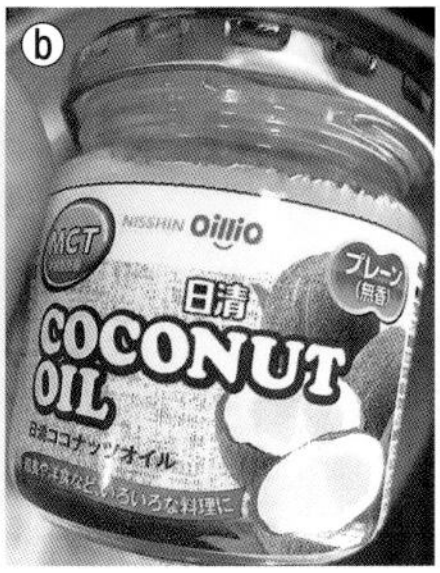

中鎖脂肪酸を多く含むココナッツオイルは体脂肪として溜まりにくいといわれる。バターの代用におすすめ。

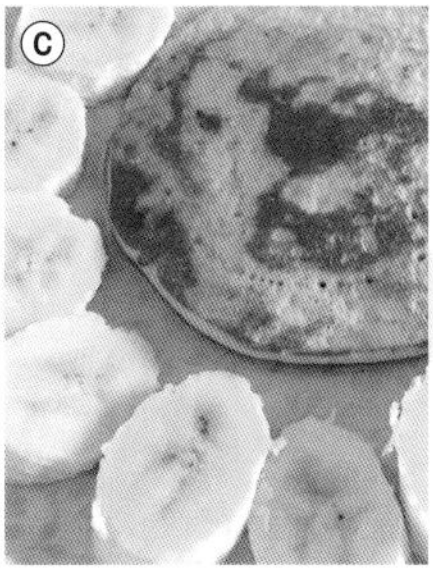

好みでバナナやベリーなどのフルーツをトッピングしたり、ココアパウダーやきな粉をふってもおいしい。

おわりに

もともと悩んでいた下半身太り。産後マックスだった体重はなんとか落ちてきても、下半身のシルエットはなかなか戻らず、大好きだったおしゃれもできず引きこもる毎日……。「このままではダメだ！」と、一念発起してダイエットSNSをスタートしました。加えて身体の仕組みや骨格から専門的に学び、全米ヨガアライアンスを取得するほか、食生活を大幅に改善。その結果、3ヶ月でリバウンドなしで7kgやせ、産後トータル18kg減を達成することができました。

ダイエット前は自信なんてゼロ。体型を隠す服を着て、記念撮影のときには丸い顔ができるだけ小さく見えるように端っこへ。そもそも写真自体も苦手になっていました。いつ

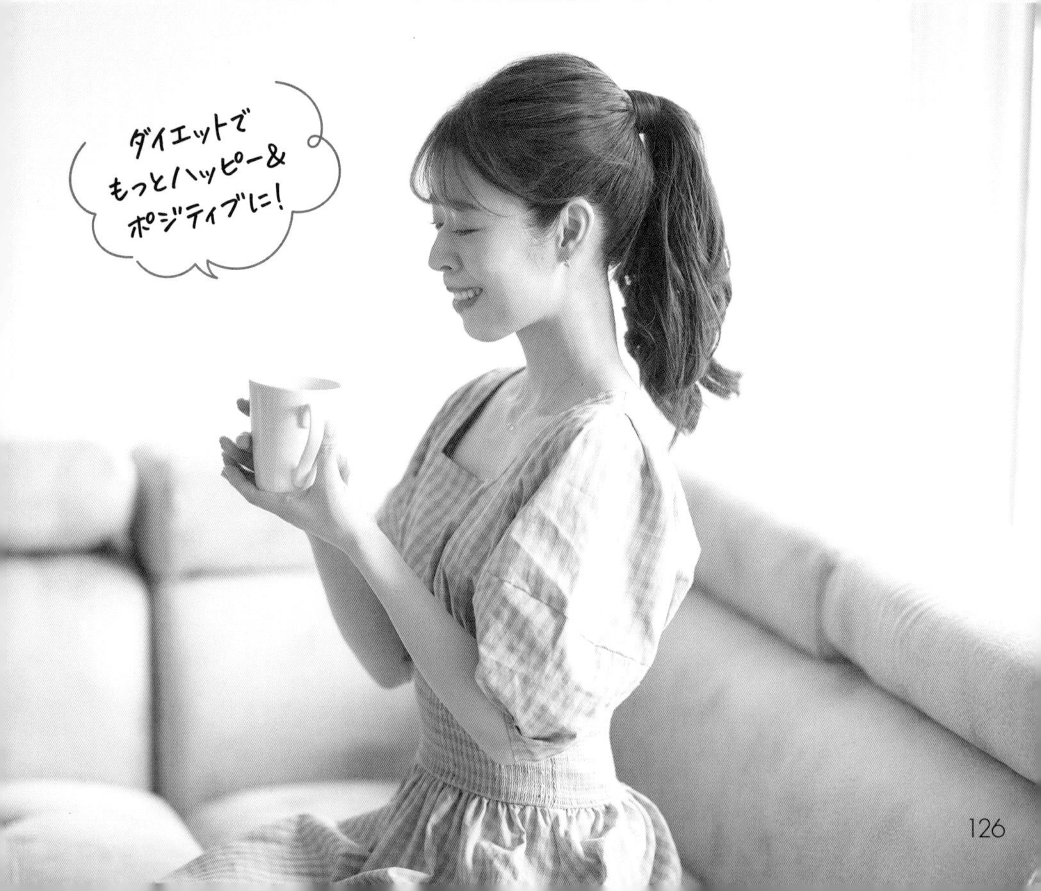

もいつも「隠すこと」を考えていたのに、ダイエットとSNSでの発信によって、「ありのままでいいよね」と、思えるようになっていったのです。
調子がいいときも、調子の悪いときも、どんな自分も私は私。大切にしていこう！　そのマインドは日々のＴｏＤｏや、さまざまなストレスに立ち向かう力を与えてくれました。
さらにもうひとつの大きな収穫として、健康になったことがあげられます。長らく食事制限や断食、オーバーワークな運動など、ムリなダイエットとリバウンドを繰り返してきた私は、とくに20代のころは心身ともにボロボロでした。けれど今はフィジカルもメンタルも改善、安定することで、とにかく毎日がハッピーに！　仕事や家事、育児などもポジティブな気持ちで楽しめるようになりました。
ダイエットの負のループを脱出し、単にやせるだけではなく、心身ともにヘルシーになるって、最強です！　この〝最強感〟をより多くの方とシェアできたら……と、始めたSNS、ダイエットデザイナーとしての活動を通じて多くの方と出会い、いつも私の方が励まされてきました。これらのご縁に感謝しながら、新たにチャレンジしたのが本書の執筆です。より多くの方々に私の想いが届き、共有・共感いただけたら幸いです。
みんなでもっともっとヘルシーライフを楽しみましょう♥

I Love To Eat♥

チル

撮影／廣瀬靖士
デザイン／tabby design
栄養監修／栄田莉子
調理／栄田莉子、荻 ありす
スタイリング／板井かほり
協力／サラヤ株式会社
構成・取材／松家寛子
校閲／K.I.A
編集／山田 恵

18kg落とした私が作る
食べやせレシピ

著 者　チル
編集人　栃丸秀俊
発行人　倉次辰男
発行所　株式会社 主婦と生活社
〒104-8357 東京都中央区京橋 3-5-7
☎03-3563-5130（編集部）
☎03-3563-5121（販売部）
☎03-3563-5125（生産部）
https://www.shufu.co.jp

製版所　東京カラーフォト・プロセス株式会社
印刷所　大日本印刷株式会社
製本所　共同製本株式会社
ISBN978-4-391-16006-2

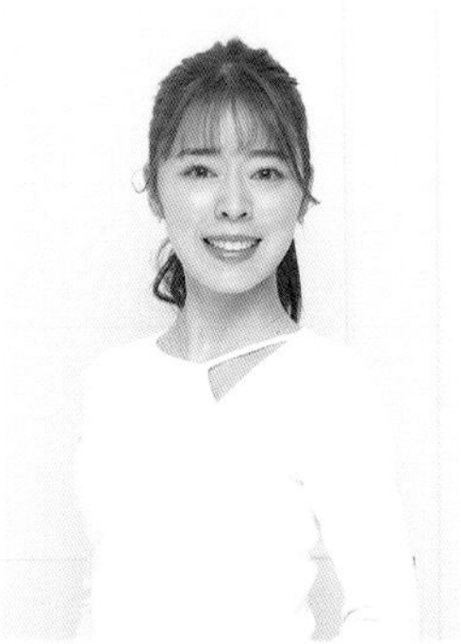

チル Chill
1988年長崎県生まれ、１児のママ。20代から体型にコンプレックスを持ち不健康なダイエットで何度も失敗した経験を持つ。産後の31歳から食事を見直しダイエットをすることで、心身ともに健康になりトータル18kg減に成功。リバウンドしないダイエット方法に辿り着く。InstagramやTikTokで発信していたオリジナルダイエットレシピが話題に。真似しやすい簡単レシピと食事メソッドでダイエット成功者が続出。現在はInstagram、TikTok、YouTubeで正しい食の知識やレシピを広めている。
【インスタグラム・TikTok】
@michiru1988
【YouTube】
チル *Chill* / ダイエットデザイナー